养好脾胃更健康

修复疾病根源的先天之本

刘安祥◎编著

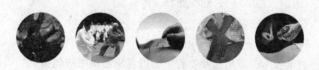

科学技术文献出版社
SCIENTIFIC AND TECHNICAL DOCUMENTATION PRESS

图书在版编目 （CIP） 数据

养好脾胃更健康：修复疾病根源的先天之本 /刘安祥编著 . —北京：科学技术文献出版社，2014.1

ISBN 978－7－5023－8404－3

Ⅰ.①养… Ⅱ.①刘… Ⅲ.①脾胃病－养生（中医）Ⅳ.①R256.3

中国版本图书馆 CIP 数据核字（2013）第 238429 号

养好脾胃更健康：修复疾病根源的先天之本

策划编辑：马永红　责任编辑：宫　静　责任校对：赵文珍　责任出版：张志平

出 版 者	科学技术文献出版社
地　　址	北京市复兴路 15 号　邮编　100038
编 务 部	（010）58882938，58882087（传真）
发 行 部	（010）58882868，58882874（传真）
邮 购 部	（010）58882873
官方网址	http：//www.stdp.com.cn
发 行 者	科学技术文献出版社发行　全国各地新华书店经销
印 刷 者	北京建泰印刷有限公司
版　　次	2014 年 1 月第 1 版　2014 年 1 月第 1 次印刷
开　　本	710×1000　1/16
字　　数	260 千字
印　　张	16.5
书　　号	ISBN 978－7－5023－8404－3
定　　价	29.80 元

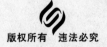

前言

老百姓常说一句话，民以食为天。的确如此，没有饮食物源源不断地输入人体，人的生命便无法维持下去，而饮食物要真正成为生命的原动力，必须有一个消化吸收的过程。中医学认为，脾胃在饮食物的消化吸收过程中起着关键的作用。

脾胃是水谷之海，是人体赖以生存的根本，所以被称为"后天之本"、"气血生化之源"。人体的消化和吸收功能是依靠脾胃来完成的。脾胃健旺，自然后天营养充足，人的气血生化有常，我们才能"吃嘛嘛香"、面色红润、免疫力强。如果脾胃虚弱，我们的五脏六腑、四肢百骸也必定会受到影响。人的健康失去了基础，生命之树就会枯萎。

一个人脾胃不好，具体有哪些表现呢？人会不思饮食、面色萎黄、形体消瘦、气短乏力、胃脘隐痛、腹胀腹泻，甚至会出现失眠、月经不调、免疫力下降、易患感冒等情况。如果脾脏被痰湿所困，人还会出现肥胖、身体困重、四肢无力、闭经、湿疹等问题。由此可见，脾胃功能差是诱发百病的关键因素，而修补"后天"才是防病、养生的根本。

但是，很多人不重视对脾胃的保健，他们认为肾是人体之根，补脾胃还不如补肾，这样的观点是错误的。其实，相对于"先天之本"肾来说，我们的"后天之本"脾胃更易受到各种因素的伤害。比如现代人饮食无节制、生活压力大、过度劳倦等不健康的生活方式，最先伤害的都是我们的脾胃。如果脾胃出现了问题，那么即使吃再好的药物和补品，也不能被很好地吸收，即使父母给我们的先天条件再好，也毫无意义。所以，我们在生活中一定要重视对后天脾胃的培养和修补，而不是急于补肾。正如名医张景岳所说，"人之自生至老，凡先天之有不足者，但得后天培养之力，则补天之功，亦可居其强半"，即先天不足的人可以通过后天的修补而转弱为强。纵观历代高寿的老人，他们的养生方法或许有所差异，但却有一个共同点，就是脾胃健运，吃得下、排得出，这也充分说明脾胃健康决定了一个人的寿命的极限。

那么，在日常生活中，我们如何修补"后天"脾胃呢？基于此，笔者创作了这本《养好脾胃更健康——修复疾病根源的先天之本》。本书从读者的角度出发，以铺就健康之路为目标，全方位地介绍了脾胃的功能、喜好、特性，以及与各脏腑之间的关系，涵盖了饮食、运动、经络、本草等多种常见的保养脾胃的方式，同时，还列举了临床上一些因脾胃虚弱导致的疑难病症，并为不同类型的患者辩证地拟定了治疗方案，方便大家对照病症迅速找到病因和预防、治疗的手段，让您不走冤路、不浪费金钱，自己就能养脾胃保健康。

在使用本书进行调理脾胃的过程中，有几个重要的方向，希望大家能注意：

一是要注意饮食调节。我们对食物的欲望总是填不满，许多人吃得多，吃得好，吃得随心所欲，油炸的、烧烤的、碳酸的、高糖的……只要喜欢吃，不管三七二十一，统统往嘴里塞。时间一久，就会导致胃气不足，气血虚衰，损害脾胃的健康。早有先哲告诫我们："不渴强饮则胃胀，不饥强食则脾劳"、"饮食自倍，肠胃乃伤"，传世经典《管子》一书中也说：饮食不节，"则形累而寿命损"；饮食节，"则身利而寿命益"。因此，我们在养护脾胃时，要注意饮食调理，少吃肥甘厚味，避免暴饮暴食和忍饥挨饿，做到三餐有常、饥饿适中、定时定量、五味调和、营养均衡。

二是要注意情志调畅。中医认为，一个人时常被忧虑和压力困扰，若不注意精神保养，就容易伤害到脾胃。因为根据五行理论，忧思对应着脾，思虑过度、忧愁不展，最伤脾胃。因此，我们在修补"后天"时，要注意保持舒畅的情志、开朗的性格、乐观的情绪、心理的平衡，切勿苦思冥想、愤怒不平或者忧虑过度。尤其对于脾胃功能日渐衰弱的中老年人来说，更应该及时从不良情绪中走出，不然则脾胃失健，健康失灵。

三是要注意起居调摄。李东垣在《脾胃论》中提出，劳役过度可致脾胃内伤。脾为后天之本，后天失养，起居失常，劳逸失度，脾胃伤则元气受伤，各种疾患由此而生。所以，在修补"后天"时，要注意起居的调摄，重视细节养生，做到顺应四时、作息规律、劳逸结合、有静有动，这样才能远离一些致病的因素。

　　四是要注意运动按摩。运动和按摩都具有治病范围广、疗效显著、操作方便、经济安全等特点。当我们的脾胃出现问题时，我们可以通过适度运动、合理准确的推拿进行保健，不受时间的拘束，也不必担心身体会出现副作用。本书汇集了许多养生方法，比如气功、五禽戏、艾灸穴位等，还包括一些培补脾胃的穴位。如今，把这些方法毫不保留地献给大家，如果您能综合加以应用，相信一定能大大提高脾胃的功能，将疾病拒于九霄云外。

　　五是要注意服药调理。在中医养生学丰富的宝藏中，调理脾胃以养生显示其独特的优势，不管是日常饮食还是治病服药，顾护脾胃是始终如一的原则。当脾胃虚弱或中焦阻滞时，中医会根据患者的具体情况，尤其是舌苔的变化，通过吃中药来调理脾胃，而且能取得很好的效果。应该说，服用中药以调理脾胃，也是养护脾胃的重要内容之一。

　　笔者写作本书的目的就是为大家排忧解难，远离疾病的困扰。如果能为您带来帮助，哪怕只有一部分人群受益，笔者也非常满足了。本着对大众负责、更好地普及中医知识的原则，笔者查阅了与脾胃相关的各类书籍，但由于水平有限，不妥之处在所难免，敬请读者不吝赐教，提出宝贵意见，以便再版时修正。

编　者

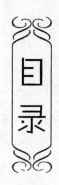

目录

第一章 养生就像盖房子，养好脾胃是在打地基

第二章 脾胃一旦受伤，四脏就没有生气了

养好脾胃更健康

修复疾病根源的先天之本

第三章 春夏秋冬各不同，保养脾胃有侧重

第四章 食物是最好的补品，吃得香更要吃得好

第五章 关注生活重细节，不给脾胃招祸端

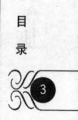

第六章 运动健身不可少，男女老幼脾胃康

第七章 刺激穴位健脾胃，身体无病一身轻

第八章 好心情带来好脾胃，养脾胃也要养情志

第九章 药到病除显奇效，脾胃健康无烦恼

第十章 万病皆可从脾治，养好脾胃不生病

第一章

养生就像盖房子，养好脾胃是在打地基

　　如果把长寿比喻成盖房子，养护好脾胃就相当于打地基，根基不牢，吃再多的保健品也不起作用。防治脾胃病就像一场战争，战胜它，你就可以拥有一个健康的身体；如果被它打败，则会影响消化吸收的功能，彻底毁掉你的健康。如果我们每个人都能认识到脾胃的重要性，平时做到"不治已病治未病"，就可以无病到天年。

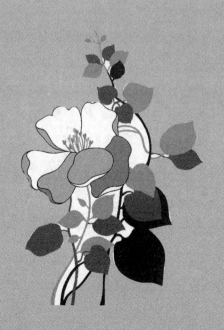

脾胃调养好，百病不缠身

很多疾病看起来似乎与脾胃不相干，但若要深究起来，其"罪魁祸首"都是脾胃问题。著名中医李东垣曾说"内伤脾胃，百病由生"，正是这个道理。调理脾胃是强壮身体、疗疾除病的重要环节，尤其对一些患有慢性病及久病的人来说，调理脾胃、培补后天是非常重要的。

如果把长寿比喻成盖房子，养护好脾胃就相当于打地基，根基不牢，吃再多的保健品也不起作用。防治脾胃病就像一场战争，战胜它，你就可以拥有一个健康的身体；如果被它打败，则会影响消化吸收功能，彻底毁掉你的健康。

中医认为，脾胃是"后天之本"、"气血生化之源"，具有受纳食物、消化和运输水谷、化生精微，以濡养全身和统摄血液等功效。人出生后，身体健康程度有赖于脾胃功能的强弱，因为它直接关系到人体生命的盛衰。脾胃功能好，则人体营养充足、气血旺盛、体格健壮；脾胃功能差，受纳、运输水谷失职，则人体所需营养不足，身体羸弱，进而影响到健康和寿命。

金元大医家李东垣是我国医学史上"脾胃学说"的创始人。金元时期战火纷飞，民不聊生，死伤无数。除了战火、瘟疫等原因外，更多的人因饥饱失常导致的脾胃亏虚患病或死亡。李东垣充分地认识到了脾胃对疾病的影响，便从脾胃入手，创作了传世医学名著《脾胃论》。《脾胃论》指出："内伤脾胃，百病由生"，还说"脾胃一伤，五乱互作"。李东垣认为，脾胃不足、元气虚弱是内伤疾病的主要原因。如果一个人脾胃气虚、元气不足，则人体的阳气不能固护体表，就很容易受到外邪的侵扰，其机体随即出现各种各样的病变。

　　说到这里，可能有的朋友会问，现在的生活环境与那个时代根本不同，李东垣所处的金元时代战乱严重，老百姓生活在水深火热中，脾胃有问题的人比比皆是，而我们今天处在一个空前和平、物质富有的年代，因为营养不良、饮食不卫生等原因导致脾胃受损，引发致命疾病的情况非常少见，会有那么多"脾胃问题"吗？毋庸置疑，现代大多数人已经不再为温饱问题而发愁，但也正因为如此，反而容易造成饮食过量、营养过盛的状况，加之现代生活节奏加快，人们的工作、生活繁忙，懒于运动，情绪不健康等诸多因素，同样会使脾胃受损。可能人们在短时间内觉察不到什么异常状况，但时间久了，脾胃就会处于"亚健康"状态，并累及全身各脏腑。因此，我们养生必须先养脾胃。

　　很多人往往忽略对脾胃的保养，有人说"养生先养肾"，有人说"心好身体才健康"。其实，在各脏腑中，脾最容易受伤，而且其他脏腑若是出现问题都会直接伤害脾脏。比如，当人处在暴怒的状态下时，第一个受到影响的是肝，但肝会把问题"转嫁"给脾，当脾承受不了这种压力的时候，脾胃功能便会发生紊乱，人要么吃不下饭，要么暴饮暴食，这反过来又会对脾胃造成更大的伤害，形成一种恶性循环。而且，中医认为"思伤脾"。当一个人长时间沉浸在一种忧思的情绪之中无法自拔时，也会导致体内气血运行不畅，脾的运化功能便会出现问题，胃内的食物难以正常消化，人自然就会出现食欲不振、消化不良等症状。

脾胃病不单单是我们所了解的胃病，还包括很多看起来和脾胃似乎毫不相关的疾病。具体包括哪些疾病呢？这里，笔者根据临床经验为大家列举一些病症。

感冒是我们日常生活中最常见的病症。很多人特别爱感冒，三天两头便会感冒一次，常常出现鼻塞、流鼻涕、咽干、咽痒、咳嗽等症状。这类人特别容易受到身边的人感冒传染，一旦感冒还不容易好。其实，这就是其脾胃虚弱引发的问题，即中医所说的"里虚寒"。这类人由于脾胃功能差，身体的防御力偏低，于是常受到感冒的侵袭。"里虚寒"还容易引起人的水饮问题，比如口有稀痰、鼻流清涕。此时，如果单纯治疗感冒效果肯定不好，三天两头就打一两回点滴是治标不治本的行为，正确的处理方法是挖掘根源，从脾胃入手。

还有的人，浑身难受、头晕耳鸣、频繁起夜、畏寒脚冷、胃寒胃痛、胸闷气短……这类人身上的症状很多，但是他们每当去医院做检查时，却又查不出个子丑寅卯。其实，这些复杂的症状的根源是脾胃不好、中焦虚寒，也就是"里"有问题。我们找到根源，治疗起来效果就会事半功倍。

再举一些很多人都有的病症。很多女性常常被白带问题困扰，尤其是吃了一些寒性的食物之后，白带异常现象会更加明显，如果此时采用抗菌药物进行治疗，无疑是不除根的；而给予健脾利湿的中药，常能收到良好的疗效。又如大便干燥，便秘者一般都有脾胃问题，大便稀也是脾胃问题所致；儿童的食欲不振，运用健脾的理论常能大有斩获；让很多女性为之烦恼的肥胖，很大程度上也是脾胃虚弱引发的问题。再如困扰很多人的高血压与脾胃也有着密切的联系；还有作为终身性疾病的糖尿病，脾胃在其形成中也难辞其咎。现在流行一种说法——糖尿病是吃出来的，这是有一定道理的，饮食不节损伤脾胃就会引发糖尿病。还有我们平时所说的癌症，按照传统中医理论也是气滞血瘀、痰凝过多所致。那么，这个痰是从哪里来的？中医认为，脾是生痰之源，脾胃出了问题，自然会造成湿痰内停于人体，可怕的癌症便随之而来了。

可能你想象不到，这么多看起来与脾胃不相关的疾病，深究起来其"罪魁祸首"都是脾胃问题，这也证明了名医李东垣提出的"内伤脾胃，百病由生"这个断言的精准。因此，我们在生活中一定要认真地关照好自己的脾胃，千万不要觉得脾胃问题是小问题，当心拖得时间久了，拖出一些疑难杂症来！

知己知脾，认识脾的功能

中医的"脾"和西医的"脾"是两个完全不同的概念。总的来说，西医的"脾"是一个解剖学的概念，而中医的"脾"指的并不是某一个具体的器官，而是一种功能。"脾"所指的是人体对饮食物进行消化、吸收并输布其精微的重要脏器。

大家对中医学中的"脾"所代表的意义、对其接受和认知的程度应该较西医界还高，因为凡是遇到食欲不振、面黄肌瘦、长期腹泻等症状，我们都会去药房开一些健脾的中药。由此可知，中医的"脾"与消化功能密切相关。

中医的"脾"与西医的"脾脏"，定义上可是不大相同的。西医的脾脏可以算是一种淋巴器官，属于免疫系统，它可以产生淋巴球与单核球，并含有大量可以制造抗体的浆细胞；脾脏也是网状内皮系统的一部分，能对循环中衰老的红血球加以破坏、清除；另外，脾脏也是人体的一个备用的"造血工厂"，在正常的情形下，胚胎早期的脾有造血的功能，但人出生之后，身体的造血功能由骨髓来负责，脾逐渐变为一种淋巴器官。不过，脾内仍然含有少量造血干细胞，一旦骨髓发生病变、无法发挥造血功能，脾脏可以重新恢复造血功能。在某些病理情况下，脾脏会过量地清除体内的血小板，有时甚至连红血球、白血球也会遭到大量破坏，此种疾病被称为"脾脏机能亢进"，西医有时会借助切除脾脏的手术来治疗这种疾病。

中医的"脾"远比与西医的脾脏复杂得多，有点类似于现代医学中的胰腺。在中医的五脏六腑中，脾的"实权"很大，被称为"仓廪之官"。"民以食为天"是我们常说的一句古话，谁掌握了粮食，就等于掌握了百姓的命脉；在我们人体中，脾就是这样一个掌握其他脏腑"命脉"的脏器。人出生以后，饮食水谷是机体所需营养的主要来源，是化生气血的主要物质基础，也是我们赖以生存的根本。所以说，脾为"仓廪之官"一点也不为过，而胃在中医学中被称为"水谷精微之仓"、"气血之海"，根据这两方面就完全可以说"脾胃为后天之本"。中医认为，脾的主要功能是"运化水谷精微"，因而是身体的气血生化之源，并具有"统血"的功能。我们可以从以下几个方面来认识脾的生理功能。

首先是主运化的功能。这里的"运"有运送、布散的意思；"化"则有变化、消化、生成的意思。脾主运化就是将食物消化成为精微物质，并将其运输、布散到全身。这些功能还需要胃和小肠等脏腑的配合。食物首先进入胃，经过胃的腐熟加工，然后进入小肠，把"清"和"浊"进行分离，各行其道，脾负责将"清"的成分输送至全身，为身体各脏腑器官提供充足的营养。

脾的运化功能可分为"运化水谷"和"运化水湿"两个方面。所谓的"水湿"，就是指人体内的水液。运化水湿，是指脾对水液的吸收、运输、布散和排泄的作用，其中每一环节都很重要。一方面，摄入到体内的水液，需经过脾的运输转化，气化成为津液，并输布于肺，通过心、肺而布散至周身各脏腑器官，发挥其濡养、滋润的作用。另一方面，脾还要将全身各组织器官利用后多余的水液及时地输送到相应的器官，如肺、肾、膀胱、皮毛等，变成汗和尿液排出体外，也就是说，"一进一出"都是脾的职责。因此，在水液代谢的全部过程中，脾都发挥着重要的枢纽作用，促进着人体水液的循环和排泄。

脾的运化功能主要依靠脾气的作用。只有一个人脾气健运，其对饮食水谷的消化、吸收以及精微物质的运输、布散等功能才能旺盛，其水液输布、排泄才能正常，体内的水液才能保持着相对的平衡状态。相反，如果脾失健运，就会出现腹胀、便溏、形神倦怠等消化不良的症状，严重时还会引起水液代谢失常，进而产生多种水湿停滞的病变，如浮肿、痰饮证、泄泻等症状。

其次是脾主统血。这里的"统"有统摄、控制之意。脾主统血是指脾能统摄、控制血液，使之正常地循行于脉内，而不溢出于脉外。脾统血的机理，实际上也是脾气对血液的固摄作用。因为脾为气血生化之源，脾气旺盛，就能保证体内的气血充足，气的固摄作用也较健全，这样，生成之血就能在脉管内运行。就像堤坝，如果堤坝既高又结实，就能让水在其中正常流动，不至于溢出去泛滥成灾；如果堤坝的作用被削弱了，那水就会溢出河道。这个道理也同样适用于脾：若脾气虚弱，则气血生化无源，气血虚亏，气的固摄功能自然减退，脾失去统血的功能，血液运行将失其常规而溢出脉外，这就会引发一些出血病，比如便血、尿血、崩漏、皮下出血、子宫出血等，并伴有一些脾气虚的症状。中医学习惯将这种因脾虚而引起的出血病症称为"脾不统血"。这种出血的特点是：血的颜色较浅淡，出血的时间较长，出血多发生在身体下部等。

再次是脾主升清。"升"即上升之意，即脾气的功能特点以向上升腾为主。"清"是指水谷精微等营养物质。脾主升清概括了脾的生理功能特点，体现在以下两方面：其中一个方面是将水谷精微物质上输于心、肺、头目，通过心、肺的作用化生为气血以濡养全身。各脏腑组织器官得到足够的物质营养，功能活动才能强健，故说"脾以升为健"。升和降是脏腑气机的一对矛盾运动。脾的升清，是和胃的降浊相对而言。如果脾的升清作用"失职"，则水谷精微上升布散失职，人就会出现神疲乏力、头晕目眩、腹胀泄泻等症状。如果清阳不升或者清浊不分，就会出现遗精、带下、腹胀、腹泻等症状。因此，《素问·阴阳应象大论》中说："清气在下，则生飧泄。"

脾气主升的另一方面是维持人体各内脏的正常位置。人体的脏腑在体内都有固定的位置，如肾位于两侧腰部，胃位于脘部，子宫位于下腹部等。脏腑之间的升降相因、协调平衡是维持人体内脏相对恒定于一定位置的重要因素。中医学认为，脏腑之所以能固定于一定的部位，全赖脾气主升的生理作用。这是因为，脾的升清功能正常，水谷精微等营养物质才能正常吸收和输布，正如李东垣所强调的脾气升发，则元气充沛，人体始终有生生之机。同时，也因为脾气的升发，才能使机体内脏不下垂。如果脾气下陷，则会引发内脏下垂，如胃下垂、子宫脱垂、久泄脱肛等病症。这些下垂病症的病变基础是韧带、肌肉松弛，失去对内脏的牵引作用。医学实验也研究证明，内脏下垂的程度与脾虚的程度成正比。对此种病变，中医常以补中益气、兼以升提的方法进行治疗，补中益气汤是经常被用到的基础方剂。

脾还有一个功能便是主肌肉。《素问·痿论》中说："脾主身之肌肉。"意思是说，肌肉的丰厚程度是由食物精微的消化和吸收所决定的。脾在体合肉，脾气的运化功能与肌肉的壮实及其功能发挥之间有着密切的联系。全身的肌肉都依赖于脾胃运化的水谷精微及津液的营养滋润，才能壮实丰满，臻于强壮，并发挥其收缩运动的功能。一个很明显的例子就是，食欲好的人通常都长得很结实，而人一旦食欲不好，吃得少，就会消瘦，肌肉变小。

如果一个人脾胃虚弱，随即会出现肿胀、困重乏力、水肿等症状，很多人"喝水都长肉"正是这个原因。同样，脾胃虚弱，营养供给不足，肌肉得不到濡润，人也可能会消瘦、萎软、没有光泽，李东垣称之为"脾虚则肌肉瘦削"，即使吃再多的食物也不能消化，自然也就不会增重了。

中医理论把"脾"分得如此详细、透彻，是与其用药治疗的分类有关。由此可见，中医是一套系统的学问。很多西医疑惑患者为什么"莫名其妙"被中医治好，其实从中医的角度来看，这样的理论和治疗，一点也不"莫名其妙"，反而是有理有据的。

脾胃决定气血，气血决定健康

　　"脾居中土，调和四方"，脾胃有消化、吸收、输布水谷精微的功能，而组成人体以及与生命活动密切相关的气血则是由水谷精微所化生，所以，中医称脾胃为"气血生化之源"。也就是说，只有脾胃的功能正常，人体才能气血充足，保持阴平阳秘的状态，进而健康长寿。因此，要想气血充沛，我们必须先把脾胃调养好了。

　　我国"补土派"代表李东垣所著的《脾胃论》，从理论上将五脏六腑中的"脾"和"胃"推到了一个至高无上的地位，受到后世医学家的重视。《脾胃论》中有"脾居中土，调和四方"的说法，证明脾胃在人体中属于中焦，上通下达，是供应人体气血的"总仓库"，所以，中医称脾胃为"气血生化之源"。

　　很多朋友认为气从肺来，血从心脏来，所以片面地认为心和肺才是气血生化之源。其实，心脏只是管理血脉，而非血的源头。《黄帝内经》里面讲得很清楚，胃经主血。就是说胃是气血生化的源头，是我们的后天之本。人活着所需要的一切营养物质都要依靠胃腐熟，然后经过脾将全部精华上输于心、肺等脏器；《黄帝内经》中又称脾为"谏议之官，知周出焉"。这句话是什么意思呢？就是脾需要了解四方的情况，知道各个脏腑对气血的需求以便及时供应；同时，脾胃还被称作"仓廪之官"，大家可以把脾理解成为五脏六腑的"后勤部长"，而胃是气血原料的"制造者"，脾胃合起来就为气血提供了充足的来源。只有脾胃的功能正常，人体才能气血充足，保持一种阴平阳秘的状态，进而保持健康长寿。因此，要想气血充沛，我们必须先把脾胃调养好了。

现实生活中，气血不足的人不占少数。气血不足会对人体造成巨大的伤害，很可能是各种慢性病最主要的原因，更可能是造成多数人死亡的真正原因。就像汽车没有油会对系统造成严重的运行障碍，甚至完全瘫痪一样。

气血不足的人通常体质虚弱、身体免疫力低下，比别人容易生病，一直处于"亚健康"状态。这类人群特别怕风、怕凉，吹不了空调，喝不了冷饮。他们还经常出现头晕、头痛、心悸、气短、耳鸣、流汗、情绪不佳、疲倦无力等症状。这些常见问题都是由脾胃功能差导致的，所以补益脾胃是改善身体状况的前提和关键。

那么，脾胃虚弱、气血亏虚的人究竟吃什么才好呢？中医认为，山药、薏苡仁、芡实能给我们持久、有效、平和的帮助。它们在《神农本草经》中都被尊称为"上品"，"凡上品之药，法宜久服……与五谷之养人相佐，以臻寿考"。

对于年迈体虚的老年人、先天不足的儿童以及身染重病的人，一个很好的建议就是用山药、薏苡仁、芡实煮粥。近代医家曾指出，取芡实、山药、薏苡仁各50克，每日熬粥，对脾胃虚弱有明显的改善作用。

我们先来看看山药。山药性平味甘，气阴双补，补气而不壅滞上火，补阴而不助湿滋腻，为培补中气最平和之品，历来就被众中医学家极力推崇。《本草纲目》说山药"益肾气、健脾胃、止泻痢、化痰涎、润皮毛"。《景岳全书》记载："山药能健脾补虚，滋精固肾，治诸虚百损，疗五劳七伤。"清末名医张锡纯对山药更是倍加赞誉，在其医学专著《医学衷中参西录》中，曾屡次、大剂量地使用生山药，治疗了许多诸如闭经、虚脱、咳喘、发热等疾病。他还用山药救急拯危，治疗了吐血、滑泻无度等危急重症。张锡纯说："山药之性，能滋阴又能利湿，能滑润又能收涩，是以能补肺、补肾，兼补脾胃……在滋补药中诚为无上之品，特性甚和平，宜多服、常服耳。"由此可见，山药功效非凡、受人欢迎。

说完了山药，再来谈谈薏苡仁。如果你体内有湿，如积液、水毒、湿疹、脓疡等与体内浊水有关的问题，薏苡仁都是你最好的帮手。薏苡仁入药有着悠久的历史，中医认为它性甘、微寒。《本草纲目》称其"阳明药也，能健脾益胃……土能胜水除湿，故泄泻、水肿用之。"薏苡仁的主要功效在于健脾祛湿。健脾可以补肺，祛湿可以化痰。薏苡仁常用于治疗肺热、肺痈、肺痿之症，和山药同用，更是相得益彰，互补缺失。

最后再说芡实。芡实更有其与众不同的绝妙之处，被誉为"水中人参"。清代医家陈士铎说得好："芡实止腰膝疼痛，令耳目聪明，久食延龄益寿，视之若平常，用之大有利益，芡实不但止精，而亦能生精也，去脾胃中之湿痰，即生肾中之真水。"的确如此，芡实最益脾肾，常吃能抗衰延年。我国宋代大文豪苏东坡就是芡实的受益者，他每天坚持食用煮熟的芡实，所以到了老年仍面色红润、才思敏捷、腰腿壮健。因此，芡实是健脾补肾的绝佳首选，若与山药同用，补益效果就更好了。

山药、薏苡仁、芡实是同气相求的"兄弟"，都有健脾益胃之神效，但用时又各有侧重。山药可补五脏，脾、肺、肾兼补，益气养阴，又具有涩敛之功效；薏苡仁健脾清肺、利水益胃、补中有清，以祛湿浊见长；芡实健脾补肾、止泻止遗，最具收敛固脱之效果。将三味药打粉熬粥，还可以在其中加入大枣，以治疗气血不足之症，疗效显著。

山药薏苡仁芡实粥虽然可以补足气血、健脾养胃，不过也有一些人无福消受。比如那些体内浊气太多的人，喝完这道粥会影响消化；肝火太旺的人也不适宜服用，否则会引起胸闷不适；而体内瘀血阻滞的人，喝完会加剧疼痛。此外，津枯血燥、风寒咳喘、小便赤黄、热结便秘的人都不宜服用。

✚ 只要留得胃气在，健康不怕没柴烧

胃气虚弱就可以直接引发多种疾病，因为胃气虚弱的直接结果就是气血不足，而气血不足会导致百病缠身。知道了这些，你大概就明白养护脾胃的重要性了。其实补益胃气没有什么灵丹妙药，也没有什么秘方绝技，就是普普通通的一句话：好好吃饭！

很多人都知道，如果电脑有毛病了，那么哪个配件出问题了就修理哪个。但是许多病人不知道，许多医生也不知道，人不是电脑，不能有什么疾病就只治疗什么疾病。因为电脑是没有生命的，而病人是有生命的。这是病人与电脑的不同之处，也是医生与维修人员的区别。因此，医生必须首先保障病人的生命，然后再去治疗病人的疾病。

那么，什么是生命呢？生命就是吐故纳新，就是吃喝拉撒睡。问题又来了，如何让病人的吃喝拉撒睡的过程正常地进行？要知道，许多病人不是因病致死，而是不想吃饭，结果把自己饿死了。因此让病人想吃饭，拥有一个好胃口，是病人痊愈的先决条件。中医强调"有胃气则生，无胃气则死"，这是中医学许多治则中的最基本的一条。

祖国医学对"胃气"的认识由来已久，它是在长期医疗实践中形成和发展起来的。"胃气"一词最早见于《黄帝内经》，其中共出现了23次。《灵兰秘典论》中说："脾胃者，仓廪之官，五味出焉。"《玉机真脏论》中说："五脏者，皆禀于胃气，五脏之本也。"可见古代对胃气非常重视。胃气的推动与温煦作用，是胃腑完成受纳、腐熟水谷生理功能的根本所在，而胃的功能则是胃气的具体体现。胃气的充沛与否，与维持机体的正常功能和防病祛疾有着十分密切的关系，故历代医家无不重视保护人体的"胃气"，这一思想在张仲景所著的《伤寒论》中表现得更加突出。

据后人统计，在张仲景《伤寒论》的112个方子中，用甘草的有71方，用大枣的有39方，用人参的有20方，用粳米的有5方，方中选用上述有关中药，都有益于脾胃，可补益脾胃、益气生津、调中养胃、顾护胃气；防止胃气受损，杜绝病情演变。比如太阳病的桂枝汤，配以大枣、甘草顾护胃气；阳明经证的白虎汤，可治疗热炽津伤，有清热生津的作用，方中不用苦寒之品，意在清热而不伤胃，佐以甘草、粳米顾护胃气；又如少阳病的小柴胡汤，用人参、甘草、大枣以助胃气，祛邪而不伤正；再如太阴病的脾肾阳虚，寒湿不化，治疗时选择了温建中阳、祛寒运湿的理中汤。

可见，中医诊断中对胃气的强弱非常重视，胃气的强弱直接关乎到病情的轻重。《黄帝内经》中说："平人之常气禀于胃，胃者平人之常气也，人无胃气曰逆，逆者死。"就是说正常人的脉气都来源于胃，所以说胃气就是正常人的脉气。人的脉象中如果没有胃气，那就叫作"逆"，逆就会引起死亡。

实践证明，在疾病的治疗中，无论内伤还是外感，我们都必须注意顾护胃气，增强胃气，只有这样，慢性病才可以逐渐得到恢复。脾胃得健，生化有机，五脏安康。养胃阴能增加津液，促进人体功能的恢复。对于一些慢性病和久治不愈之症，要善于应用中医调治脾胃这一法则来扭转病机。

说来说去，到底什么是胃气呢？中医认为："胃气者，知饥也。"也就是说，一个人有了饥饿感，才证明他的胃气好，他吃饭才能被消化吸收；否则，吃饭就是酒肉穿肠过。

每个人都有饥饿感的体验。婴儿饿了，就哇哇大哭，这就是饥饿感；小孩子饿了，就闹着要吃饭，这就是饥饿感；成年人早晨起床了，就感觉饿得难受，一定要吃早点，这就是饥饿感；老婆婆的饭量很好，到点儿不开饭就催促儿媳妇做饭，这也是饥饿感；昏睡的病人醒了，要吃东西，守护的人高兴地说，谢天谢地，他要东西吃了，这就是饥饿感；伤员的伤势很重，但是吃饭却如狼似虎，医生就不担心他死掉，这就是饥饿感。只要人有饥饿感，就能活下来；而没有饥饿感的人，就不能够很好地生存。由此可见，损伤了胃气就是死路一条。

或许有人会问，平时我们该如何保养胃气？最重要的一点，我们要吃好一日三餐。现在很多年轻人终日忙忙碌碌，每天没有时间吃早餐，这对于胃气来说无疑是最大的伤害。有的女孩可能会觉得，减肥就是吃得越少越好，其实这样的认知是错误的。你不用食物去"孝敬"脾胃，脾胃就会"怠工"，脾胃一虚，那么水停中焦，运化失职，除了肥胖，还会有其他顽固的疾病找上门。因此，为了保养我们的胃气，我们应按时吃好三餐。

我们还可以通过按摩来保护胃气。将双手掌相叠，置于腹部上，以肚脐为中心，在中、下腹部，沿顺时针方向摩动 5 分钟，以腹部有温热感为宜。做完后，再换逆时针方向摩动 5 分钟。摩腹部可以起到健胃行气的作用，比如有人气滞血瘀、胃口不好，我们可以通过摩腹使体内之气运行得更加畅通，通了自然就解决问题了。

✚ 养脾胃意在养元气，养元气意在养生命

中医常讲，元气是人体生命之根，元气充盈，人的五脏六腑就不会染病，人也能健康长寿。人的脾胃要是出问题了，消化系统就受到影响，元气大伤；人就会感到衰弱，就会早逝。因此，养脾胃意在养元气，养元气意在养生命的原理就是这样来的了。

著名医家李东垣一再主张调养脾胃以养生，认为人身元气滋生于脾胃，元气又为精神之根蒂，积气可以成精，积精可以全神，所以脾胃之

气是人体生命的基础。李东垣认为，人的元气不充，则正气衰弱。而脾胃是元气之本，所以脾胃健运是养生的关键。

究竟什么是元气呢？元气是维持人类正常生命活动的基本能量物质。什么叫能量？比如我们上 2 楼不费吹灰之力，走到 10 楼呢，有点费劲，这里就隐含着能量的问题，这是元气的第一个属性——物质性。元气的第二个属性是根本性，也就是我们老祖宗说的"有气则生，无气则亡"，决定着人的兴衰存亡。元气贯穿人的一生，这是元气的第三个属性——连续性。

中医常讲，元气为人体生命之根。元气充盈，人的五脏六腑就不会染病，人也能健康长寿。人在青壮年时期元气充足，所以很少得病。随着年纪的增长，30 岁以后的中老年人元气大量流失，五脏六腑处于亚健康状态，各种疾病就会找上门来。如果元气耗尽，人的生命便走向了终结。

元气又被称为原气、真气，以肾所藏精气为主，依赖于肾中精气所化生。真气之说首见于《黄帝内经》，《灵枢·刺节真邪篇》中说："真气者，所受于天，与谷气并而充身者也"；元气之说首见于《难经》，《难经·三十六难》里讲"命门者——元气之所系也"，明确提出了元气与肾的关系。而李东垣在先人的基础上进而提出："真气又名元气，乃先身生之精气也，非胃气不能滋之"，从而确立了元气与胃气相互滋生的关系，并把脾胃与肾密切联系起来。在这个基础上，李东垣进一步提出："元气之充足，皆由脾胃之气充盈，而后能滋养元气"，从而强调了后天脾胃之气对先天元气的充养作用。这就为"脾为后天之本"的理论奠定了基础，并引出"养生当实元气，欲实元气，当调脾胃"的学术论点，成为全部脾胃学说立论的宗旨。

著名医学典籍《黄帝内经》也有这样的理论，认为元气是由脾肾共同形成的，脾藏精纳气，精气是指元气，脾运化元气至五脏六腑，确保生命健康。如果脾运化失职，元气就无法正常输布全身，五脏六腑得不到元气的营养供给，就会出现气虚血亏的状况。

那么，如果人的元气不足，具体来说会引起哪些疾患呢？元气不足，血液流动缓慢，血液垃圾逐渐堆积，形成心脑血管疾病；元气不足，人体不能抵御风寒湿邪的入侵，气血不通，就会患上风湿类风湿、骨质增生等风湿骨病。还有月子病、妇科病、咳喘病、术后放化调养等各种病都需要调脾胃、补元气，人体才能够快速康复。

总而言之，脾就是生命的发动机，唯有把健脾工作做好了，人体的元气才充足，也不会受到百病的侵害。正因如此，名医李东垣才说过这样的话："元气之充足，皆由脾胃之气无所伤，而后能滋养元气；若胃气之本弱，饮食自倍，则脾胃之气既伤，而元气亦不能充，此诸病之所由生也。"

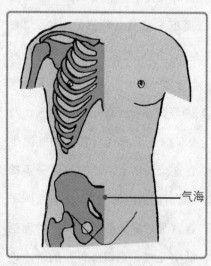

气海

怎样保养我们的元气，进而保养我们的脾胃？其实，在我们人体就有功效非凡的三个补气大药，它们分别是气海穴、膻中穴、足三里穴，按摩这些穴位，简易方便，百用百灵。

先来介绍一下气海穴。顾名思义，气，指人身的元气与各类气病。海，是广大深远之意。穴位为人身生气之海，且能主一身之气疾。气海穴归属于任脉，是调理一身之气的，它是小肠经的募穴，所以补气首选气海。气海穴的位置很好找，在肚脐正下方寸。你把除拇指外的其余 4 指并拢，从肚脐处向下量，4 指并拢的宽度为 3 寸，一半就是 1.5 寸。气海穴是全身非常重要的强壮穴，用艾灸的方法最好。用艾条对准穴位，每次灸 20～30 分钟。经常灸一灸气海，可以培元固本，起到很好的防病保健作用。

膻中穴有一个别称，叫作"上气海"，它的主要功能是调节一身之气，尤其对调益肺气的保健功效很好。人们悲伤的时候往往捶胸顿足，捶胸的地方就是膻中的位置。这也很有科学道理，捶胸其实就是对膻中进行按摩，从而使肺气顺畅，排解抑郁。用

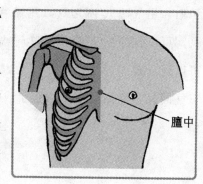

膻中

膻中穴搭配气海穴，一上一下，既能补元气，又能调补肺气，将气机调顺了，人体就不会产生瘀滞，脾胃之气的升降也得以调和，身体自然安然无恙。你可以经常按摩膻中穴进行保健，也可以用艾条对准这个穴位灸 20～30 分钟。膻中穴的位置很好找，在人的胸口位置，两个乳头之间的中点就是。

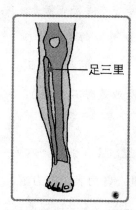

足三里

最后一个穴位就是足三里。足三里穴是一个强壮身心的大穴，既能补脾胃之气，又能补元气。水谷之气是气的一个重要组成部分，靠脾胃运化而来，所以足三里穴对于补气是必不可少的。用足三里保健，最好是艾灸，每次用艾条灸 20～30 分钟，可以经常灸它。

足三里穴怎么找呢？笔者为大家介绍两种方

法。第一种方法是正坐着的时候，让小腿和大腿成直角，从外膝眼往直下取4横指的距离（也就是你的同身寸的3寸），然后再往胫骨前缘量1横指（中指）即得。第二种方法依旧取坐姿，屈膝，将同侧手置于膝盖上，食指抚于膝下胫骨，中指尖处即是该穴。

现在你可以看出用气海穴、膻中穴、足三里穴大补元气的奥妙了吧？用气海穴补元气，用膻中穴调肺气，用足三里穴补脾胃之气，可以作为中老年人及脾胃虚弱者的日常保健之法。常用它们，可以强身健体、祛病延年。大家想，先天之气、水谷之气、清气这三气同补，生命的原动力强了，我们还会经常生病吗？

✚ 脾胃互为表里，脾升胃降脏腑和

> 胃为表，脾为里，二者亲如手足，必须互相合作才能完成任务。脾胃气机升降共同完成整个机体的新陈代谢，气机升降的这种动态平衡正是脾胃分工合作的体现，也是维持正常生命活动的关键。因此中医常讲，人体的生命活动与脾的升清和胃的降浊是密不可分的。

人体的五脏六腑互为表里，六腑为表，五脏为里。不仅如此，六腑中的胃和五脏中的脾也是对应的，脾胃也互为表里，胃为表，脾为里，二者亲如手足，必须互相合作才能完成任务。中医认为，人之所以能利用食物维持生命，靠的就是脾和胃这两个"兄弟"。脾与胃共同发挥"升清降浊"的生理功能。

升清降浊是机体生理活动的基本形式，是维持生命活动的必然过程。《素问·六微旨大论篇》中说："出入废则神机化灭，升降息则气立孤危。故非出入，则无以生长壮老已；非升降，则无以生长化收藏。是以升降出入，无器不有。"脾气升清，胃气和降，这一脏一腑在一升一降中完成了对水谷消化吸收与输布的协调作用。人体气血的循行与输布是升降出入的对立又统一的运动过程。脾胃的升清降浊作用对五脏六腑至关重要，各脏腑组织器官的功能活动都离不开气机的升降出入。

脾主升，前面我们介绍过这个生理功能，是说脾对五谷精微不仅有消化作用，还有吸收和输布作用。水谷入胃后，经胃的腐熟消化，脾才能将水谷精微"散入肝"、"入于心"、"惯于肺"，和调于五脏，洒陈于六腑，以濡养四肢、皮毛、筋骨、肌肉等组织，从而推动机体的新陈代谢，维持生命的正常活动。

胃主降，同样也是新陈代谢运动的一种表观形式，与"脾主升"是相辅相成的。胃主降是指胃除腐熟与消化水谷之外，还包括向下传送食糜至小肠的作用。胃的向下传导是胃气和降的具体表现，只有胃气和降的功能正常，食糜才能有规律地下降至小肠而进行吸收活动，所以"胃主降"实际是指在饮食消化输布过程中将其无用的"糟粕"用不同的方式、通过不同的途径排出体外。

著名医家叶天士说："纳食主胃，运化主脾，脾宜升则健，胃宜降则和。"就"脾升胃降"而言，脾升，既能使五谷精微输布周身以及升托内脏，又能协助胃气下降，使浊气得以下行；而胃降，不仅能使水谷之浊气下达小肠，又能协助脾气升清，使水津四布。《素问·经脉别论》

概括为："饮入于胃，游溢精气，上输于脾。脾气散精，上归于肺，通调水道，下输膀胱，水精四布，五经并行。"可见，脾升胃降是相互对立的，同时又是相辅相成的，它们在对立中求得统一，在升降中求得协调，维持了机体物质代谢和能量转换的动态平衡。

假如，脾气该升不升，胃气该降不降，人体会出现什么异常状况呢？脾以升为和，如果脾气不升反降，这种情况在中医里被称为"脾气下陷"。因为脾位于中焦，根据中医五行理论，脾对应着中央，所以脾气又称为中气，脾气下陷也叫中气下陷。当人们饮食无节、饥饱失常时，就会引发这种病症，其临床表现主要为：人胃口不佳，稍微吃点儿东西就腹胀；因为脾气不足，升举无力，所以常常泻肚，有些人还有肛门坠胀、疼痛的症状，更有甚者出现脱肛；脾气运化失健，人的清阳之气不能上煦于头目，人就会出现倦怠、乏力、懒言少气、面色萎黄、头晕目眩、体形消瘦等现象；有些人还会表现出脏器下垂的证候，常见于胃下垂、子宫脱垂等。

同理，胃以降为顺，如果胃气失于通降，不降反升，这种情况在中医里被称为"胃气上逆"，不仅会影响人的食欲，而且因浊气在上引发口臭、嗳腐吞酸、恶心呕吐、呃逆、脘腹胀闷或疼痛、大便秘结等症状。胃气上逆有虚、实之分。由寒饮、痰浊、食积、胃火等引起的属实证；因久病胃气大虚，乃至胃气衰败，过服寒凉药物引起的胃气上逆属虚证。无论是虚证还是实证，都威胁着我们的健康。

可见，脾气下陷、胃气上逆并非是小问题，而是酿成大病的源头。日常生活中，凡是善于治疗脾胃病的医生，都非常重视对病人脾胃升降气机的调治。正如清代名医唐笠山所说："治脾胃之法，莫精乎升降。"脾胃升降通顺了，疾病也就自然而愈了。

阴阳之道，关乎脾胃安康

　　阴生阳，阳生阴，二者既对立又统一，生化无穷，生命才不断生长壮大，健康才能长存。任何一种矛盾，如果一方脱离了另一方，不受另一方制约了，就会使人体组织器官功能逐渐衰退枯萎，失去生长和生存的条件，生命也就因此而终结。

　　谈到阴阳，相信很大一部分人会觉得太玄妙、太唯心。其实，这是因为我们对阴阳了解不深造成的。在《黄帝内经》这部智慧的中医典籍中，就把"平衡阴阳"视为养生的重要原则之一。

　　比如《素问·阴阳应象大论》里面就曾指出："阴阳者，天地之道也，万物之纲纪，变化之父母，生杀之本始……"，说明了世界上万事万物都是由阴阳两个方面组成，都处于阴阳的万千变化之中。又如《素问·保命全形论》中所说："人生有形，不离阴阳。"说明人的生命活动是以体内阴阳为依据的，只有二者保持协调与平衡，人的生命活动才有所保障。

　　疾病的实质就是人体内阴阳的失衡。对于脾来说，正常情况下，脾阴与脾阳之间保持着相对的平衡协调状态。但是，一旦由于某种原因打乱了这种平衡的状态，就会引发疾病、早衰，产生脾阳虚或脾阴虚。同样道理，胃阴与胃阳互相为用，共同维持正常的纳食化谷功能，倘若一方脱离了另一方，不受另一方制约了，就会引发胃阴虚或胃阳虚。

下面，我们分别了解一下这四种病症的表现及调理方法。

先来看看脾阳虚，什么是脾阳虚呢？举个例子为大家说明：笔者有一位患者，今年 25 岁，她平时特别怕冷，别人穿毛衣时她穿棉袄，别人穿半袖时她穿毛衣。炎炎夏季里，别说是空调，就连电扇她都不敢开，只要稍微受一点凉，她便会腹胀、腹泻。这种情况已经持续很久了，她不知道自己患了什么病，为此非常苦恼。

生活中常常见到这类人，其实，这些现象都是脾阳虚的表现。脾阳虚是指脾的阳气虚衰、而阴气过盛的病理现象。人体的阳气就像自然界中的太阳，如果阳气不足，人体就处于一种寒冷的状态，因此脾阳虚的人非常怕冷，所以中医有"脾阳不足夏穿棉"的说法。

脾阳虚的发生与先天禀赋不足、劳倦过度、过食生冷、思虑伤脾或久病体虚等有关。在调理时，应选用一些健脾、温中、补肾的药物，如党参、白术、干姜、附子等，也可选用中成药（比如理中丸、桂附理中丸）进行治疗。治疗脾阳虚在饮食上也有小窍门，平时可多食用如山药、莲子、枸杞子、人参等具有健脾、温中作用的食物，同时，如果能用姜片来搭配这些食材，温阳散寒的效果会更好。

什么是脾阴虚呢？有一个小男孩，今年才 7 岁，便长出了下眼袋。男孩的嘴唇很干，颜色鲜红鲜红的，舌头伸出来也是红的，而且舌苔非常薄。据家长反映，孩子夜间睡觉时手、脚心滚热，容易出汗，喜欢蹬被子；另外，男孩小小年纪就有便秘现象，严重时还会把厕所堵住。家长带着孩子去医院检查多次，但男孩的症状依旧无法缓解。

《黄帝内经》中指出："口唇者，脾之官也"，又说"脾开窍于口"、"脾之合肉也，其荣唇也"，说明脾胃出了问题，第一时间就会反映在口唇上。一般来说，脾胃功能正常的人，嘴唇颜色红润而具有光泽，丰满有弹性。反之，如果一个人的脾胃有问题，其嘴唇的颜色和干湿度也会发生变化。比如这位小男孩，他的嘴唇颜色过红，就预示着脾胃热盛，阴虚火旺，是脾阴虚的典型症状。

脾阴虚是指脾脏阴液不足，濡养失职，运化无力所表现出的症状。打个形象的比方，脾阳就好像白天，脾阴就好比黑夜，它们轮流交替，守护着大地。可是突然有一天，世界上再也没有黑夜了，只剩下白天。在太阳的照耀下，大地会发干、地皮，最后龟裂，整个世界就如同一个大火炉。因此，脾阴不足的人往往有皮肤干燥、不思饮食、咽喉肿痛、疲乏无力、便秘、尿黄、五心烦热等上火症状。

有人说，既然脾阴虚的人体内阴液不足，那么补补水不就好了吗？其实，对付脾阴虚，单纯补水是没有用的，你需要将黑夜请回来，这种方法就叫作滋阴。这里为大家介绍一道茶饮，滋补脾阴的效果非常好。取山药、莲子、薏苡仁各9克，沙参、麦冬、木瓜、生地各6克，甘草3克，冰糖适量。把这些药材放入砂锅内，加适量清水，然后以武火烧开，再以文火煎30分钟左右，把药汁滤出，加入冰糖，放温即可饮用。此道茶饮味道香甜，老少皆宜。每天喝1副，连续服用1个星期，脾阴虚的症状即可改善。

说完了脾阴虚和脾阳虚，我们接下来了解一下什么是胃阳虚。胃阳虚的具体表现为：舌苔白白的，厚厚的，不易刮除；面色淡白，形体消瘦；胃部常有饱胀感，稍一进食寒凉食物，胃部便会隐隐作痛，不过这些症状遇热后立即缓解，所以胃阳虚者喜欢喝热饮、吃热食。

举个例子，笔者有一位患者，他刚刚四十出头，是一家软件公司的销售经理。他被胃病困扰好几年了。由于工作应酬比较多，他的饮食极为不规律，常常在外陪客户用餐，平时饥一顿饱一顿，且餐餐有酒。渐渐地，这位男士发现自己一沾温度低的食物，比如冰糕、冰镇啤酒等，他的胃就开始时断时续地疼痛。每每天气转凉、气温下降时，他就开始犯胃痛的毛病，不停地嗳气，偶尔还会跑肚拉稀……这便是胃阳虚所致。

可能你会问，脾阳虚与胃阳虚不都有怕冷、腹泻等症状吗？它们究竟是不是一回事儿呢？没错，二者在症状表现上确实很相似，不过又有不同。脾阳虚以脾失运化为主，胀或痛的部位在大腹；而胃阳虚以受纳腐熟功能减弱、胃失和降为主，胀或痛的部位在胃脘，所以二者不是一回事儿。

治疗胃阳虚，可以常饮一道汤水——桂皮红糖饮。其制法简单，操作也非常方便。取桂皮15克，水煎去渣取汁，加入10克红糖调匀，趁热饮用。中医认为，桂皮味辛、甘，性大热，具有温肾助阳、引火归原、散寒止痛、温通经脉的功效，对于因为脾胃虚寒出现的胃脘冷痛、腹痛腹泻有很好的改善作用，非常适合胃寒、胃痛者服用。

在食疗方面，胃阳虚者可遵循脾阳虚者的用药原则，即温阳补阴、温阳补气。这里，再为朋友们推荐一个食疗方——良姜粥。用高良姜末15克，大米100克，先将高良姜末置入粥锅内，并加入2 000毫升清水，用中火煎至1 500毫升，然后滤掉良姜渣，再放入洗净的大米，用文火煮成糜粥，温热服食。这道良姜粥能温胃行气、散寒止痛，针对胃阳虚或感受风寒引起的胃痛，具有很好的疗效。

此外，还可以采用热敷的方法调理胃阳虚。每天吃完晚饭后，用热水袋捂在胃部正对着的背部位置，时长一般为1小时。之所以不是捂在胃部，而是在背部，是因为人体的足太阳膀胱经就在背部。这条经的阳气最旺，治疗范围最广，也是最常用的一条经。热敷膀胱经可以暖胃驱寒，胃阳虚者应天天坚持。

最后，我们来说一说胃阴虚。生活中患有胃阴虚证的人不占少数，徐女士便是其中一个。她患胃病已经三四年了。她曾在呕吐后出现胃脘部不适，从那以后，每天下午和晚上都会感觉胃里难受。怎么个难受法呢？就是一种说疼不是疼、说胀不是胀的感觉。而且她总有饥饿感，却又吃不多，时时干呕、口燥咽干。此外，她的排便也很不正常，两天一次，每次排便量都很少，而且是一块块的。徐女士听别人说果导片治疗便秘很有效，于是试着服用了一个阶段。她在服药期间排便确实变顺畅了许多，不过只要一停药，马上又不行了。

徐女士所患的便是典型的胃阴虚证，即胃的濡养、滋润功能不足所引发的一系列病症。这类人往往脸色发黄，但是到了午后两颧又会泛红。阴液的一个作用就是抑制人体的阳热，使身体不至于过于亢盛。而胃阴虚的人津液亏虚，在上部的表现是口干舌燥，嘴唇经常干裂，唾液分泌减少，消化能力变差；在下部的表现就是肠道不够滋润，所以经常出现便秘。

胃阴虚者仅仅服用祛火药和便秘药是治标不治本的。这里为大家推荐一款膳食，滋阴的效果很强。从根本上生津润脾，它就是小麦白鸭汤。材料选取鸭子1只，去壳的整粒小麦80克，石膏、麦冬各30克。这些材料加水炖煮2小时，加少许调料调味即可。每3天进补1次，最好选择在中午食用。膳食中的鸭肉和小麦可以补养胃阴，而石膏、麦冬更是补胃阴、清胃热、生津止渴的常用药物，常吃对胃阴虚患者很有益处。

中医有"寒凉滋阴"、"酸甘化阴"之说，所以胃阴虚者还可以经常食用梨、百合、银耳、番茄等性凉的食物，以及柠檬、石榴、橙子、山楂等酸甘味的食物。在用药方面，胃阴虚者的脾功能较弱，服用滋阴药物容易损伤脾阳，所以用药宜选择党参、太子参、甘草、黄芪、白术、茯苓、当归等有理气健脾功效的中药，既可以消除胃内虚热，又可以理气健脾，可谓一举多得。

　　总而言之，对于脾胃虚弱，需要长时间悉心调理，最好的办法就是饮食调养，这样既不会出现吃药带来的毒副作用，又可以对脾胃进行补养，增强脾胃的功能，祛除病根。

第二章

脾胃一旦受伤，四脏就没有生气了

根据中医五行理论，人体脏腑肝、心、脾、肺、肾分别对应着木、火、土、金、水。而脾胃居中土，与其他脏腑关系密切，所以脾胃一出现问题，很容易出现相生相克的传变现象，进而影响其他脏腑的健康。所以，《慎斋遗书》中有这样的论述："脾胃一伤，四脏皆无生气。"

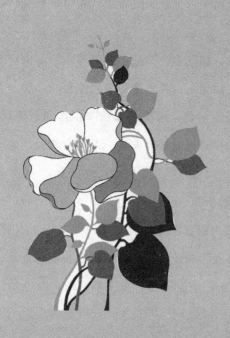

脾胃功能的强弱，决定机体的盛衰。脾胃运化有力，才能化生精微，进而充养气血、五脏六腑、筋脉皮毛、四肢百骸等。明朝著名医家张景岳提出"治脾胃以安五脏"的说法，所以很多慢性病或者久治不愈的病人，如果能将调理脾胃这一法则运用好了，使脏腑恢复平衡，人体健康也就指日可待了。

祖国医学认为，脾胃是后天元气之根本。脾的运化功能是保证人体正常代谢所必备的条件。人一出生，全赖脾气而活。脾胃一旦受伤，则百病丛生。

人体机能活动的物质基础，如气血、津液、精髓等，都是由脾胃所化生。一个人的脾胃健旺，化源充足，其脏腑功能才能强健；脾胃又是气机升降运动的枢纽，二者相互协调，可促进和调节机体的新陈代谢，保证脏腑功能的协调平衡。如果脾胃的功能失调，人体内就会产生一些病理物质，如湿、痰、饮等，导致脏腑功能衰竭，故《素问·至真要大论篇》说："诸湿肿满，皆属于脾。"

《景岳全书》指出："脾为土脏，灌溉四旁，是以五脏中皆有脾气，而脾胃中亦有五脏之气，此其互为相使……故善治脾者，能调五脏，即所以治脾胃也。"说明脾胃为土，土生万物，可滋养五脏，与五脏之气

"互为相使"。因此脾胃功能正常，其他脏腑得精微物质滋养，也可以保持活力；脾气虚弱，则百病丛生。生活中有一些久病不愈的人，他们正气亏虚，脏腑内伤，此时如果以健脾益胃为主，调理后天之本，补足体内的正气，那么脏腑便能恢复健康。正因如此，中医才有"久病不愈，治脾以安五脏"之说。

《黄帝内经》也有类似的观点，在五脏藏神理论中，曾指出五脏也有侧重，其关键在于脾胃。可见，百病皆由脾胃衰而生，而治脾胃即可以安五脏，所以无论何种疾患，均应以调理脾胃为要务，充分认识到脾胃作为枢纽的重要作用，这样临证用药才能做到有的放矢，取得良好的效果。特别是有一些病人进入病危之时，无论怎样用药都没有反应，这时可以转换思路，从脾胃入手，往往能收到满意的疗效。

我们在选择调脾胃的方药时，应以轻灵为用药准则。轻灵指的是轻快、灵活之意。处方用药需补而不滞、温而不燥。总的来说，我们需要遵循四点原则：

第一，不可滥补。有人认为鹿茸、牛鞭、冬虫夏草等是上等补品，所以为自己乱补一气。其实，大量进补这些会妨碍脾胃吸收，临床很难起到益脾扶正的功效，且难以鼓舞阳气以驱邪外达。

第二，补脾不忘护胃。如果一个人脾虚，用温燥之品虽然能健脾燥湿，但若把握不好用量，燥之过度，就会伤及胃阴。所以治疗脾胃病，燥脾湿的同时千万不要忘记养护胃阴。

第三，补脾不忘理气。甘温益脾，甘平养胃，这是调理脾胃的常用之法。但我们在用药时应注意补而不滞。最好在补药中加入一些芳香醒脾理气之品，以作引导，更有助于药力的运化和吸收。

第四，用药的剂量不可过大。治病者，在于补偏求弊，调和阴阳。当一个人的正气尚未陷入极度虚弱的情况或邪实尚未积结到严重程度时，用药的剂量不可过大，药过病所，反而会伤及人体正气。只有配合得宜，君、臣、佐、使应用得法，才能真正起到补脾养胃的作用。

✚ 心与脾像母子，心脏疾病要从脾胃治

心与脾就像一对母子，心脏疾病要从脾胃治。心脏负责统率人的气血，而脾胃是气血生化的源头。一旦脾出了问题，不能益气生血，就会导致人的心血失调，引发心脏疾病。就像一个军队的后勤供给出现问题，前方没有足够的粮草弹药，再骁勇的将士也无法取得胜利。

在了解脾与心的关系之前，我们先看看中医里的心究竟指的是什么。《黄帝内经》上有一句话叫"主明则下安，以此养生则寿"，这里的"主"指的就是心脏。心掌控着人的情绪，所以，心脏必须时刻保持稳定、平和，人才会长命百岁。《素问·灵兰秘典论》中指出："心者，君主之官也，神明出焉。"《灵枢·邪客》也说："心者，五脏六腑之大主也，精神之所舍也。"可见，心在脏腑中地位最高，它是君主，统摄身体的五脏六腑。

假设把人体的内环境比作一个"国家"，那么心就是君主、元首、

皇帝，它的手下还有太监、丫鬟、大臣、士兵等层层包围着它、保护着它，听从它的指挥及派遣。脾胃也是由心主导的。不是说你想吃饭就可以吃饭，这得由心来发号施令，心让你吃你才能吃；反过来，脾胃的功能也关乎心的健康，作为主管粮仓的"后勤部长"，如果供应不上粮草使"国库"空虚，君主和百姓都没有粮食吃了，心这个君主自然不能待得长久了。

中医又有五脏神之说，说明神明正常与否不仅与心有关，也与五脏六腑密切相关。心主神明，而脾在志为思，思则气结，气结则会使气血流通失常，影响心主神明。另外，脾胃共居中焦，为气血生化之源，饮食入脾胃，经过腐熟、消化、吸收化生为气血，假如脾胃出了问题，心主神明必然受到影响。

比如很多"上班族"，晚饭吃得既晚又多，他们最容易出现的症状就是失眠。中医里有一句话叫"胃不和则卧不安"，就是说脾胃不和，会影响到心的功能，进而扰动心主神明，人就睡不着了。再举个例子，很多身体消瘦的人，吃了不少补药都不见效。到医院检查，却又查不出什么问题来。这是为什么呢？因为这些人心里装的事太多了，常去想一些没必要操心的事，分散了心阳。长期思虑过度，容易伤及心血，而心血不足又会影响到脾的运化，引发食欲不振、腹胀、身体乏力等"心脾两虚"的症状。

另外，脾与心在血液的生成方面也密切相关。心主一身之血，心血供养于脾，以维持其正常的运化功能。水谷精微通过脾的转输升清作用，上输于心肺，贯注于心脉化赤而为血。脾主运化而为气血生化之源。脾气健旺，则血液化生有源，才能保证心血充盈。

心还有行血的功能，血液在脉中正常运行，有赖于心气的推动以维持通畅而不迟缓。而脾则能统血，它让血液老老实实待在脉里、不跑到外面来。血液能正常运行而不致脱陷妄行，全赖心主行血与脾主统血的协调。

从五行角度来看，心与脾是母子关系，心火生脾土。心是脾的母亲，脾是心的儿子，心这个母亲要时刻照顾好脾这个儿子，即脾胃纳运的功能有赖于心阳的温煦。一旦心阳不振，就可能会影响脾胃的运化，而使痰饮内停，引发心悸、气短、胸闷、憋气、腹痛、腹泻等问题。反过来说，心主血，血的来源在于脾胃，如果脾胃运化失常，不能益气生血，则心失血养，也会使我们生病。

《黄帝内经·灵枢》中说："脾足太阴之脉，其支者，复以胃别上膈，注心中。"《黄帝内经·灵枢·经别》指出："足阳明之正……上通于心。"《灵枢·经脉》指出："心手少阴之脉，起于心中……上挟咽。"而"咽"与胃是密切相关的。《重楼玉钥》记载："咽者，咽也，主通利水道，为胃之系乃胃气之通道也"，说明了胃与心也联系紧密。

《素问·平人气象论》中说："胃之大络，名曰虚里，贯膈络肺，出于左乳下，其动应衣，脉宗气也。"虚里即心尖搏动处，说明了胃与心有经脉的相互络属和贯通。因此，脾胃病变通过经脉影响到心；反之，心神又可影响脾胃的功能。

总之，脾胃一旦失调，则脏腑功能失常，进一步加重整体气血阴阳的失衡，这些均可直接或间接地对心脏造成影响。所以我们应照顾好后天之本，为心这个"君主"提供充足的生命力。

调理好脾胃，人的肺气才充足

脾胃虚最先影响肺。肺像个"宰相"，专门辅佐心脏这个"君主"。肺通过管理体内的气，协助心脏治理全身。然而，肺气的盛衰取决于脾胃的强弱。脾胃虚往往会导致肺气虚，使人体容易患感冒和其他呼吸系统疾病。只有调理好脾胃才能益肺，益肺才能养气，把气养足了，人就能昂首挺胸、扬眉吐气了。

人体是一个有机整体，各脏腑之间也是相互联系、不可分割的，在生理上相互为用，在病理上互相影响。脾和肺的关系主要表现在气的生成和津液的输布两个方面。

中医认为，肺主一身之气，然而，肺之所以有这么大的权利，还得依赖于它的幕后支持者——脾。肺主气，脾益气，肺司呼吸而摄纳清气，脾主运化而化生水谷精气，上输于肺，二者结合化为宗气（即后天之气）。宗气是全身之气的主要物质基础。

脾主运化，为气血生化之源，但脾所化生的水谷之气必须依靠肺气的宣降才能输布全身；肺在生理活动中所需的津气又要依靠脾所运化的水谷精微来充养，所以脾能助肺益气。因此，肺气的盛衰在很大程度上取决于脾气的强弱，故有"肺为主气之枢，脾为生气之源"的说法。

脾气生肺气，脾虚则肺虚，肺虚则气虚。比如脾虚的人容易感冒，从表面上看，容易感冒是由于卫气不足，实际上与脾气不足有关系。脾不能益气，则使肺气虚，肺气虚则卫气不足；又如，脾虚的人容易表现出气虚症状：四肢无力、精神不振、老犯困、挺不起胸、抬不起头、说话软绵绵的，等等。这些症状尤以年轻人多见，都需要通过养脾去解决，养脾才能益肺，益肺才能养气，把气养足了，人就能昂首挺胸、扬眉吐气了。

在水液代谢方面，二者也有密切的联系。肺主行水，而通调水道；脾主运化水湿，为调节水液代谢的重要脏器。人体的津液由脾上输于肺，通过肺的宣发和肃降而布散至周身、下输膀胱。脾之运化水湿有赖于肺气宣降的协助，而肺之宣降靠脾之运化以资助。脾肺二脏互相配合，共同参与水液代谢的过程。如果脾失健运，水湿不化，聚湿生痰，影响及肺，则肺失宣降而导致喘咳。表面上看病在肺，其实病在脾。故中医学中有"脾为生痰之源，肺为贮痰之器"之说。反之，肺病日久，又可影响到脾，导致脾运化水湿功能失调。

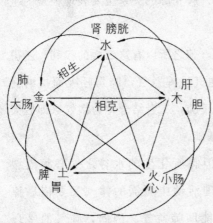

从五行学说来看，脾为肺之母，肺为脾之子，脾土生肺金，二者是相生的关系。肺有赖于脾胃供给营养，才能主气、司呼吸、主宣发、主肃降和通调水道。如果脾土太弱，不足以生肺金，人就会患呼吸系统疾病。举例来说，湿邪困脾或脾虚运化失职，聚湿生痰上渍于肺，则导致湿痰咳嗽；寒饮入胃，则冷饮之邪可循胃口上膈，致使肺脏出现问题。

那么，如何才能脾胃与肺同养呢？中医有一个方子叫作参苓白术丸，就可以补脾养中气。这个方剂出自宋朝官方药典《和剂局方》，当时叫作"参苓白术散"，后来做成丸药，大量生产至今，一直活跃在中医师的处方、药店的显眼位置以及寻常百姓家的常备药箱中。

参苓白术丸的主要成分是：炒白术、人参、茯苓、甘草、山药、炒白扁豆、莲子、炒薏苡仁、陈皮、砂仁、桔梗。这是一个精巧无比的养脾奇方：其中炒白术是健脾的主药，在中医里叫作"君药"，是整个方子的君主；其他药物都是辅佐这位君药的，使炒白术健脾的作用发挥到最大。

脾最怕的邪气是湿邪，但在脾虚的情况下，水谷精微不能及时运化，滞留下来就成了湿邪，直接伤脾，这在中医里叫"湿遏脾阳"，就是湿邪把脾的阳气遏制住了，阻碍了脾的功能。所以，方中茯苓、薏苡仁、炒白扁豆都有健脾利湿的功效，能祛除脾脏最怕的湿邪。

脾为五脏之一，五脏皆能藏精，所以也不能一味渗湿，还要注意去滋养它。山药、莲肉都有滋补脾阴的功效，这两组药一泻一补，相得益彰。同时，参苓白术丸的前四味药又构成了中医里有名的"四君子汤"，是专门用来补气的，跟这么多补脾的药一起，必然补脾气，也就是补中气。

光补中气还不行，还得让这些气能顺利地运行，所以，方子里又加上陈皮和砂仁这两味芳香的药物来理气、行气。方子里还有一味桔梗，是入肺的，能升提肺气。脾属土，相当于大地，而肺居五脏的最上部，相当于天空，用桔梗升提肺气，就是沟通天地，使人体小天地得以和谐、平衡。

肝出了问题，直接拿脾胃出气

肝与脾在病理上的相互影响，也主要表现在饮食水谷的消化吸收和血液方面，这种关系往往通过肝与脾之间的病理传变反映出来。比如脂肪肝出现的根源就在于脾胃无法良好消化食物，使得垃圾处理困难，堆积在肝脏里，从而影响肝的供血和其他功能。

脏腑之间都有相互欺负与相互帮助的关系，其中肝与脾的表现最为明显，肝、脾也最容易不和。这是因为肝属木，脾属土，在五行中木有克伐、制约土的作用，所以肝是脾的"克星"。肝如果有问题，会直接拿脾胃出气。肝火旺盛的人，脾胃肯定不好，吃点硬的、冷的就不舒服，很多东西消化不了，呈现一派脾虚的症状。

中医认为，肝随脾升，肝木疏土，助其运化之功；脾土营木，成其疏泄之用。肝郁气滞，则牵连到脾土；脾胃不健，肝气常易乘虚侵犯。因此，脾与肝的关系十分密切。

脾胃处于中焦，机体生命活动的持续和人体气血津液的化生都有赖于脾胃运化的水谷精微，故称脾胃为"后天之本"、"气血生化之源"。《素问·经脉别论》指出："饮入于胃，游溢精气，上输于脾，脾气散精，上归于肺，通调水道，下输膀胱，水精四布，五精并行。"概括了饮食物的输布排泄过程。

肝居肋部偏右，左上脾胃相邻，《医贯》中说"膈膜之下有肝……其左有脾与胃同膜"，提示肝胆与脾胃同处于中焦。从功能方面看，肝主疏泄，化生胆汁，直接参与中焦水谷的消化、吸收和运转输送，帮助脾胃对饮食物的消化。

《医碥·五脏生克说》中指出："木能疏土而脾滞以行。"《读医随笔·升降出入论》中说"脾主中央湿土，其体淖泽……其性镇静是土之正气也。静则易郁，必借木气以疏之。土为万物所归，四气具备，而求助于水和木者尤亟。……故脾之用主于动，是木气也"，说明脾得肝之疏泄，则升降协调，运化功能健旺。

常有患者告诉笔者，吃完饭还感觉饿，但肚子却是鼓鼓的，吃了胃肠药也不管用。其实，这往往和工作压力太大或情绪不好导致的肝郁气滞有关，必须先养好肝，才能解决脾胃的问题。肝之疏泄功能正常，则脾胃升降适度，脾之运化也就正常了。

反过来，脾胃功能的好坏也决定着肝的健康。脾主运化，为气血生化之源。脾气健运，水谷精微充足，才能不断地输送和滋养于肝，肝才能发挥正常的作用。所谓"土得木而达"、"木赖土以培之"。所以中医学中有这样的话，"肝为木气，全赖土以滋培，水以灌溉"，"木虽生于水，然江河湖海无土之处，则无木生。是故树木之枝叶萎悴，必由土气之衰，一培其土，则根本坚固，津液上升，布达周流，木欣欣向荣矣"。

在血液方面，人的血液循行虽由心主持，但与肝、脾也有密切的关系。肝主藏血，脾主生血和统血。脾之运化，赖肝之疏泄；而肝藏之血，又赖脾之化生。脾气健运，血液的化源充足，则生血统血机能旺盛。脾能生血统血，则肝有所藏，肝血充足，才能根据人体生理活动的需要来调节血液。此外，肝血充足，则疏泄正常，气机调畅，使气血运行无阻。所以肝脾相互协作，共同维持血液的生成和循行。

在日常生活中，我们如何肝脾同养呢？有一个穴位，可以很好地调动肝经的元气，使肝脏的功能恢复正常，同时，还可以调节脾和肾的功能。是什么穴位呢？就是三阴交穴。三阴交的"交"是交汇的意思，有三条非常重要的属阴的经脉在三阴交这个位置交汇。这三条经脉分别是足厥阴肝经、足太阴脾经和足少阴肾经。中医认为，肝管理人体的气机，具有疏泻的功能；脾为后天之本，是气血生化的源头；肾为先天之本，藏有先天的经气，具有促进人体生长发育、强壮骨骼等功能。肝脾肾三经交汇在一起，关系到人体的气机、先天和后天，所以这个穴位非常重要。

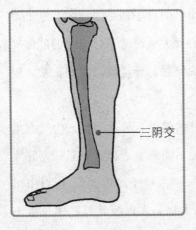

三阴交

三阴交穴在哪里呢？取穴时，我们应找到胫骨，也就是我们平时所说的小腿迎面骨。找到内踝高点，沿着这个内踝间向上 3 寸（也就是 4 指的距离），在胫骨的后侧的边缘就能找到这个穴。按摩时，宜将五指立起来放到穴位的表面，然后先用力向下按压，然后再按揉，按揉时间为 1 分钟，间隔一会儿，再揉 1 分钟。这个按摩方法特别适合下肢的穴位，因为下肢部的穴位肌肉比较丰厚，坚持用力点下去然后揉的话可以有比较持久的刺激作用。

有一些朋友平时喜欢生气，动不动就火冒三丈，这样最容易导致肝郁，而"肝郁"是影响身心健康的重要因素。中医学认为，五脏都可能出现郁证，如肝经的气郁、心经的火郁、脾经的湿郁、肺经的痰郁、肾经的水郁等，但以肝郁最为常见，也是产生其他郁证的常见因素。俗话说"十人九肝气"，说的就是"肝气"之病比较普遍。对于思虑不遂所导致的"肝郁"病症，"解铃还须系铃人"，心理放松、自我解脱是必要的，但用药物解郁也是必不可少的，逍遥散就是解肝郁、健脾胃的首选良方。

逍遥散出自宋代《太平惠民和剂局方》，由柴胡、当归、白芍、白术、茯苓、甘草、薄荷、煨生姜八味药组成。古时是将前六味药研成粗末，再用煨生姜与薄荷和粗末一起煮水，取药液服用。本方名为逍遥，正是比喻此方疏肝解郁、养血补虚的功效能使人服后回复到悠然自得、心情愉悦的健康状态。

方中当归、白芍养血柔肝，补肝体而和肝；白术、茯苓健脾益气，脾强则不受肝侮；柴胡疏肝解郁，以顺其调达之性，使肝气发挥正常作用；炙甘草缓肝急以止痛；薄荷助柴胡疏肝解郁，煨生姜温胃扶中，诸药合用，肝脾同治，气血兼顾，是疏肝扶脾的良方。

脾强则肾健，培补后天温养先天

脾与肾的生理联系，主要表现在先天与后天的互促互助关系，以及水液代谢的互用方面。脾主运化水谷精微，化生气血，为后天之本；肾藏先天之精，是生命之本源，为先天之本。脾虚往往肾也虚，脾的运化正常，人的肾气才能充足。

脾为后天之本，肾为先天之本，脾与肾的关系，主要反映在先后天相互资生和水液代谢方面。

在生理上，脾与肾，即后天与先天是相互资助、相互促进的。因为脾主运化水谷精微，化生气血，为后天之本；肾藏精，主命门火，为先天之本。脾主运化的功能，需借助肾中阳气的温煦，这是先天温养后天；肾脏所藏之精气，有赖于脾运化水谷精微的不断补充，这是后天补养先天。所以张志聪在《侣山堂类辨》中讲："夫有生之后，皆属后天。故借中焦水谷之精，以养先天之精气；复藉先天之元气，以化水谷之精微。中下二焦，互相资益。"章虚谷的《医门棒喝》也说："脾胃之能生化者，实由肾中元阳之鼓舞；而元阳以固密为贵，其所以能固密者，又赖脾胃生化阴精以涵育耳。"从而具体论证了先天温养后天、后天补养先天的辩证关系。

脾肾二脏的关系，还表现在水液代谢方面，脾主运化，为胃行其津液，需要借助肾中阳气的温煦蒸化；肾主水，司关门开合，使水液的吸收和排泄正常，但这种开合作用有赖于脾气加以制约。脾属土，肾属水，土能制水，脾肾二脏相互协作，共同完成水液的代谢。《济阴纲目》中说："土为防水之堤，肾为置水之器。肾为胃之关，而开窍于二阴，土恶湿，肾恶燥，而命门之气藏于肾，为生土之母，主化津液以利膀胱，故肾气盛，则土旺而水有所堤，自无泛滥之患。若火衰则气不化而水溢，溢则湿土卑滥而妄行矣，故有水服之病。"

脾肾在病理上常相互影响，互为因果。如果肾阳不足，不能温煦脾阳，致脾阳不振或脾阳虚，进而损及肾阳，引起肾阳虚，二者最终均可导致脾肾阳虚。临床上主要表现在消化机能失调和水液代谢紊乱方面。

比如很多中老年人有五更泄，每天早晨天未亮之前就出现肠鸣泄泻。这就是肾阳不足、命门火衰、脾失命火的温养所致的脾阳虚，出现火不生土、五更泄泻的病变。正如《华佗神医秘传》所说："肾泄者，五更溏泄也。其原为肾阳虚亏，既不能温养于脾，又不能禁固于下，故遇子后阳生之时，其气不振，阴寒反胜，则腹鸣奔响作胀，泻去一二行乃安。此病藏于肾，宜治下，而不宜治中者也。"

再如，中医临床还有一个病症叫阳虚水肿，即由脾阳虚引起的水肿。脾阳虚衰，失去对肾的制约作用，则开合不利，水液的吸收和排泄受阻，以致水液潴留，泛滥为患，人就会出现水肿、腹水、小便不利等阳虚水肿的证候，称为"土不制水"。在治疗时，应以健脾温阳为原则，病症就会慢慢消除了。

这里为大家推荐一道药膳，它具有补脾肾、益气血、止泄泻的功效，同时还适用于脾肾不足，症见不思饮食、食少便溏、小便频数、夜睡不宁、口渴欲饮、久泻久痢、形体弱瘦等症状。这道药膳叫芡实莲子沙虫汤，其组成为：芡实、莲子肉各 20 克，沙虫干 30 克，猪瘦肉 250 克，生姜 2 片。

制作时先把沙虫干置于微火上略炒干，剪开虫体去除沙囊，并用清水浸软洗净，再将芡实、莲子洗净，用清水浸泡 30 分钟。然后，把它们连同生姜、猪瘦肉一起放进瓦煲内，加入 2 500 毫升清水，先用武火煲沸后，改为文火煲至 2 小时，最后根据个人口味调入适量食盐和少许生油即可。

沙虫干性平，味甘、咸，具有健脾益肾、补气血的功效，同时它营养丰富，补而不燥，滋而不腻，为健脾补虚的佳品，对老人、儿童尤为合适；莲子性平，味甘、涩，具有补脾止泻、补肾涩精、养心安神的功效，《本草纲目》说其"主心肾，厚肠胃，固精气，强筋骨，补虚损"。莲子性平力缓，能补能涩，标本兼顾；芡实性平，味甘、涩，有固肾涩精、补脾止泻的功用；猪瘦肉健脾益胃，同样为药引；生姜驱寒暖胃，可以去腥。莲子与芡实同用，补益脾肾，止泻力大，合而为汤，补脾肾、复运化、止泄泻；益气血、强筋骨、助生长，好处不胜枚举。

　　肾虚、脾虚的朋友，可以把这道营养丰富、功用齐全的药膳搬上餐桌。芡实莲子沙虫汤最适合在春天吃，因为春天空气湿润，又不燥热，是调养脾肾的好时机，每天来一碗芡实莲子沙虫汤，既可以增进胃口，又能把脾和肾调理好了，我们何乐而不为呢？

第三章

春夏秋冬各不同，保养脾胃有侧重

中医认为，五脏对应自然界的四季，我们应根据不同季节来养护我们的脏腑：春天养肝，夏天养心，秋天养肺，冬天养肾，四季养脾胃。脾胃为人体后天之本，人体生命活动的能量来自脾胃源源不断的供应。因此，我们在一年的每个阶段都要把脾胃养好了，这样气血才能充足，脏腑才有活力，身体才会健康。

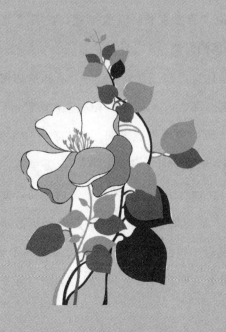

春季养脾胃，养阳收阴避虚邪

春天气候逐渐转暖，万物复苏，是一年中最美好的季节。然而，春天也是"百草发芽，百病发作"的季节，因此更应注意保健养生。"春夏养阳，秋冬养阴"，是我国古代医学家根据自然界四季的变化对人体脏腑气血功能的影响而提出的养生原则，我们在春季养肝、养脾胃的同时，还要兼顾对阳气的保养。

祖国医学认为，从立春至立夏前一天为春三月，春三月是万物生发的季节，天气由寒转暖，东风解冻，春阳上升，自然界各种生物萌生发育，弃故从新。《史记》中说"春生夏长，秋收冬藏，此天道之大经也"，所以春天是一年中最关键的时刻。

现在很多人无论工作还是休息，都一直坐在室内，不知道如何顺应四季气候特点来调节精神情志。那么，人应当怎样适应春季呢？

春天是阳长阴消的开始，所以应该重点养阳。《黄帝内经·素问》中指出："春三月，此谓发陈，天地俱生，万物以荣，夜卧早起，广步于庭，被发缓形，以使志生，生而勿杀，予而勿夺，赏而勿罚，此春气之应，养生之道也。"意思是人们应该晚睡早起，多在院子里散步，以发布"生"气，注意举动和缓轻柔以应春气。还要注意保持身心舒畅、愉悦，以适应春生之气；切忌有杀夺刑罚的念头。因为春季与五脏中的肝脏相对应，如果违背了春季养生的自然规律，就会损伤肝气，进而使人体适应夏季盛长之气的能力减弱。

春天肝脏当值，肝主升发，喜调达，有疏泄的功能，这个时节想养生就需要保持一种舒畅旷达的心情，促进肝的疏泄条达功能，避免生气发怒，否则会使肝脏气血瘀滞不畅而成疾。所以我们要心胸开阔，心态乐观向上，力戒情绪暴躁和心神不定。还要早睡早起，保持睡眠充足，只有精神饱满，才能保持心境恬愉的好心态。

中医认为，人在春季很容易肝气过旺而脾胃过弱，脾土被肝木所困，容易使脾胃的输送、消化功能受到影响，出现腹胀、腹痛等毛病。因此，春天除了养肝疏肝外，还有一个重要的任务就是健脾养胃。养脾胃需静心，使肝气不横逆，脾胃安宁且其运化功能得以正常运转，才能达到健脾养胃的目的。

唐代著名医学家孙思邈在《千金方》中曾指出，春天饮食应"省酸增甘，以养脾气"。意思是说，春季宜少吃酸的，多吃甜的。中医认为，肝对应五味中的酸味，脾对应五味中的甘味，在肝气过旺的春季，如果还过食酸味食品就会导致肝气极度亢盛而损害脾胃，所以应少食酸味食品。而且，人们在春天里的户外活动比冬天增多，体力消耗较大，需要的热量增多，而此时脾胃偏弱，胃肠的消化能力较差，不适合多吃油腻的肉食，因此，热量可适当由甘味食物供应。

"甘味"和"甜味"不完全相同，中医所说的甘味食物，不仅指食物的口感有点甜，更重要的是要有补益脾胃的作用。在甘味食物中，首推大枣和山药。现代医学研究表明，经常吃山药或大枣，可以提高人体免疫力。如果将大枣、山药、大米、小米一起煮粥服用，不仅可以预防胃炎、胃溃疡的复发，还可以减少患流感等传染病的几率，因此这些食物非常适合在春天食用。除了大枣和山药之外，甘味的食物还包括：大米、小米、糯米、高粱、薏苡仁、豇豆、扁豆、黄豆、甘蓝、菠菜、胡萝卜、芋头、红薯、土豆、南瓜、黑木耳、香菇、桂圆、板栗等，每人可根据自己的口味选择，最好多吃一些。

根据春气升发的特点，我们还可以多按摩太冲穴。这个穴位能够疏解情绪、缓解胸部不适感，非常有利于肝脏的疏泄。有人把"太冲穴"比作人体的"出气筒"，因为它是肝经的原穴和腧穴，也

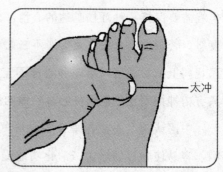

太冲

是肝经的火穴，能够把肝气和肝火消散掉。太冲穴位于足背侧，当第一跖骨间隙的后方凹陷处，按摩时沿着骨缝的间隙按压并前后滑动，反复20次，对养肝解郁很有帮助。

有一个非常有名的成语叫作"肝胆相照"，这也体现出肝、胆同一体的深厚关系。肝胆二经互为表里，春季肝气特别旺、脾胃特别虚弱时，就需要依赖胆经来帮助肝脏疏泄。胆经是由头部绕向身体侧面，并到达脚尖的一条非常长的经脉。在春天，有人常常口苦、耳鸣、头晕目眩、肩膀痛、偏头痛、乳房和两胁痛，出现这些症状时，都可以找胆经来帮忙。

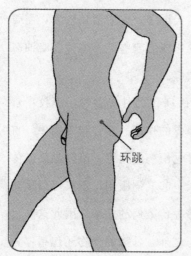

环跳

一般来说，中医推荐敲击胆经的方法。如何敲击胆经呢？其方法是：坐在椅子上，一条腿放在另一条腿上，也就是采用"二郎腿"坐姿，然后从大腿外侧跟盆骨交接处的环跳穴开始往膝盖的方向敲，一共4下。敲胆经是有穴位位

置的，初学者摸不准也没关系，平均分布着敲就可以了。

另外，春季为万物生发之始，阳气从冬寒的怀抱中偷偷露出触角，尚为柔弱，三寒四温，变化剧烈，气温很不稳定。我们应注意避免助阳外泄，使肝木生发太过而克伤脾土。养阳要适当"春捂"。"捂"有严密固护的意思，春季要"捂"，就是适当保暖，以避免外界风寒的侵袭。所以民间有"二月休把寒衣撤，三月还有梨花雪"、"吃了端午粽，再把寒衣送"这两句谚语。至于"捂"的方法，有"五暖"之说，即室暖、身暖、脚暖、头暖、背暖。患有高血压、心脏病的中老年人，更应注意对这五个部位采取保暖措施，以预防中风、心肌梗死等病的发生。孙思邈主张春天穿衣"下厚上薄"以养阳收阴。爱漂亮的青年男女不宜过早换上春装，否则容易引发感冒、气管炎、哮喘以及关节炎等疾病。

随着气温的回升，细菌、病毒也开始繁殖，加之风卷尘埃，人极易感冒，所以春季是温热病邪的高发时节，婴幼儿及正在长身体的儿童体内阳气不足，尤其需要小心呵护阳气。

春日养阳贵在锻炼，晴天的时候，孩子应多在阳光下活动，促进阳气的升发，有助于骨骼的生长。老年人也应坚持晨练，不过要在日出之后进行，一则空气新鲜；二则可以避免春寒的侵袭。若有大雾及大风，则宜在室内锻炼。运动量也不能太过，应以全身感到温暖舒适、微有汗出为度，不必拘泥于时长多少个小时。而且，大家还要根据自身体质，选择适宜的锻炼项目，如散步、慢跑、做操、放风筝、打球等，或到近郊、风景区去春游。这样不仅能畅达心胸、怡情养性，还能使气血通畅、郁滞疏散，提高心肺功能，增强身体素质，减少春季疾病的发生。

夏季养脾胃，避暑防湿保阳气

夏季是一年中阳气最盛的季节，天气炎热而生机旺盛，即人体新陈代谢处于最旺盛的时期。中医常说"春夏养阳"，也就是说，即使是在炎热的夏天，仍然要注意保护体内阳气。与此同时，要兼顾对心和脾的保养，以预防一些疾病"登门"。

夏季是一年中阳气最旺的季节，这一时期人体的新陈代谢加快，气血运行也旺盛起来。夏季养生重在养心，因为夏天"壮火食气"，易消耗心脏阳气；而且夏天天热，人容易出汗，而中医向来视汗为"心之液"，出汗过多自然易消耗心脏阴液。心阴阳损伤是夏季心脏病多发的重要原因。所以，到了炎炎夏季，我们应重点关注我们的心，好好养护它。

这里所说的"心"并非完全是现代医学里"心脏"的概念，而是包括心脏在内"主神"的整个神经系统，甚至包括人的精神和心理活动。前面我们讲过，心是"精神之所舍"，主宰着人的情志和思维意识活动。心火旺，人自然易出现烦躁不安、心神不宁的现象，并影响到睡眠。所以到了夏季，我们要戒躁制怒，让心静下来，即俗话所说的"心静自然凉"。清心寡欲、闭目养神都有利于"心"的养护。而听悠扬的音乐、看优美的图画，或钓鱼、打太极拳等缓慢运动，也有利于调节心神、保持心情舒畅。

夏季酷暑当令，气温炎热，容易引动内火，对心脏造成伤害。此时我们可以选食性凉的食物，比如冬瓜、黄瓜、西红柿、苦瓜等蔬菜，西瓜、香瓜、柚子、葡萄等水果，有助于降温避暑。但不可过食冰冷食物，以免损伤阳气。《孙真人卫生歌注释》中说过："盛暑之时，伏阴在内，腐化稍迟，瓜果园蔬，多将生痰，冰水桂浆，生冷相值，克化尤难。"就是讲夏季人体外热而内凉，不可过食寒凉食品以伤阳气，否则人会出现消化不良、腹泻便溏等病症。

我们在夏季养心的同时，也不要忽略了对脾胃的保养。从中医的角度来看，心属火，脾属土，火生土，火就是土的母亲，土就是火的儿子。中医有句话叫"母病及子"，倘若心脏有了疾病，就一定会牵连到脾胃。比如在阳气最旺的夏季，如果心火过旺，就会使脾胃积热，进而引起脾胃虚弱。而反过来，"子病"也会"犯母"，脾失健运会累及心脏的健康，所以夏天也是调养脾胃的重要季节。

夏天气温炎热，又易夹有湿邪侵扰，容易导致脾气耗损，运化呆滞，从而影响人的消化能力。因此，我们不宜多吃大鱼大肉等肥甘厚味，煎炒烹炸、过于辛辣的食物也应少吃，以免加重脾胃的负担，同时还能减少上火助热的情况发生。《孙真人卫生歌注释》中说："三伏天，食物尤要淡味节减，使脾胃易于磨化，则腹疾不生。"夏天要吃脾胃容易消化的、简单的饮食，这样才能避免胃肠道疾病的发生。

清淡的饮食，就是我们常说的"粗茶淡饭"，主食以五谷杂粮为主，副食以豆类、蔬菜、水果、菌类为主。清淡饮食不是完全的素食，肉类含有人体必需的蛋白质，完全吃素容易造成自身营养不良。肉类的烹饪应以清蒸、水煮为主，减少煎炸，少放油盐，尽量保持食物的原味。肉类食物最好选在午餐时食用，食肉时最好先将肉皮及油脂去掉，以减少脂肪含量。蛋白质每日摄入量以 100 克为宜，尽量选择鱼、虾、鸡肉、鸭肉、蛋、奶、豆制品等易消化吸收的优质蛋白质。

我们需要注意的是，由于夏季气温过高，人体会产生一系列热的生理反应，比如出汗多、饮水多等，这时千万不要贪凉，如果不加节制就容易损伤脾胃阳气，违背"春夏养阳"的原则，进而引起胃痛、腹痛、腹泻等一系列消化系统疾病。尤其是老年人的脾胃阳气已逐渐衰退，过食生冷会进一步伤及阳气，出现泄泻不止的状况。而对于儿童来说，他们的消化机能尚未充盈，在夏季又易感暑热湿邪，如果常吃生冷食物，尤其是冰淇淋、饮料等，极易损伤脾胃的运化功能，出现长期食欲不振、腹痛、大便异常等症状。

另外，阳历的七八月份，也就是长夏那段节气，雨水比较多，空气中的湿气比较重，这时我们要及时清火祛湿。中医认为，暑湿与脾土关系最为密切。土是生养万物的，离不开湿。没有湿，生养无从谈起；但又不能过湿，过湿就会涝。

长夏季节阴雨连绵、潮湿，人最易出现脾虚湿困。这时该怎么办呢？《素问·五运行大论》有这样的记载："中央生湿，湿生土，土生甘，甘生脾，脾生肉……"，其意思是，中央应长夏而生湿，湿能生土，土气能产生甘味，甘味能够滋养脾脏，脾脏能使肌肉生长发达……故长夏宜养脾。到了长夏，我们应多吃一些健脾的甘味食物。

豆类食物大多数都属甘味食物，性味平和，具有健脾利湿的作用，所以长夏时我们可以吃一些豆类食物，如白扁豆、四季豆、红豆、荷兰豆、青豆、黑豆等，用这些豆类与粳米一同煮粥，具有很好的健脾祛湿作用。

秋季养脾胃，滋阴润燥防油腻

> 肺脏是燥气入侵的前站，中医学认为，肺喜润而恶燥，秋季气候干燥，最容易损伤肺，因此，这一季节尤其要注意对肺的保养。另外，秋季是进补的好时节，在进补前我们应先调好脾胃的功能，多吃一些健脾和胃的食物。

秋季虽然气候宜人，但因多晴少雨，气候常较为干燥。"燥"是秋季气候的特点。人体为了适应这种干燥的环境，会从皮肤及呼吸中调遣大量的水分，这便使机体内气、血、津液发生一系列变化，如伤及津液、阴血出现各种干燥征象。

"燥"又有风燥、温燥之分。秋天是骄阳高挂、久晴无雨的干旱时令，因其性质燥热，故多为温燥；秋深初凉，西风肃杀，其性质属凉，燥气从寒化为风燥。温燥偏热，风燥偏寒又称凉燥。人体感受燥邪后，其凉燥征象与风寒感冒特别相似，温燥征象与风温类同。它们之间的共同之处在于"燥盛则干"。

人体感受秋燥的主要表现是口干鼻燥、咳嗽少痰、咽干唇燥或气促等。若不及时化解，则燥邪化火伤及肺阴，久之也可伤及胃津而出现口干而渴、食欲不振、尿少便秘等征象，或伤及肝肾而出现体瘦肤干、手足心热、低热或干咳少痰、痰中带血等征象。

肺脏是燥气入侵的前站，中医学认为，肺喜润而恶燥，秋季气候干燥，最容易损伤肺，因此，这一季节尤其要注意对肺的保养，为肺脏补充足够的水分，进而平衡肺脏的气血阴阳，预防肺部疾病。

古人对付秋燥早有良方，即"朝朝盐水，晚晚蜜汤"。也就是白天喝点盐开水，晚上喝点蜂蜜水，这既是补充人体水分的好方法，又是秋季养生良方。我们还可以通过食物达到生津润肺、补益肺气之功效。古代医书提到"形寒饮冷则伤肺"，是说如果没有适当保暖、避风寒，或者经常吃、喝冰冷的食物或饮料，就容易损伤肺部机能而出现疾病。因此饮食养肺应避免寒凉食物及饮品，诸如玉米、黄豆、黑豆、冬瓜、番茄、莲藕、红薯、猪皮、鲍鱼、干贝、海参、梨等，要根据个人体质、肠胃功能的强弱酌量选用，以防吃了过多凉性食物而损伤脾阳。

很多朋友觉得秋季是进补的好时节，于是不管自己的身体情况，纷纷开始吃肉"贴秋膘"。其实，此种补法很不科学，不仅于健康无益，甚至还会损害身体。秋凉后马上进补大量猪、牛、羊、鸡等补品，会骤然加重脾胃的负担，导致脾胃功能紊乱，出现胸闷、腹胀、厌食、消化不良、腹泻等症。所以，进补之前要给脾胃一个调整适应的过程。

我们可以先补食一些富有营养、又易消化的食物，以调理脾胃机能。比如中药中的茯苓就可以促进脾胃功能的恢复。《神农本草经》也把茯苓列为上品，称其"久服安魂养神，不饥延年"。除此之外，还可以多吃芡实、山药、小米等具有健脾益胃功效的食物。我们也可以试服健脾丸等健脾类药物，以此开始秋凉进补，逐渐增强脾胃的机能。经过一段时间的调整，根据身体需要，再进食有关的补品或补药。

另外，穴位按摩也是一种不错的养生方法。立秋期间按摩丰隆穴、足三里穴、脾俞穴等穴位，可以让脾胃变得强壮起来。丰隆穴是化湿要穴；脾俞穴可健脾和胃；而足三里穴能补中益气、通经活络。每天按以上3个穴位各5分钟，既能照顾好脾胃，又能保养好肺部。

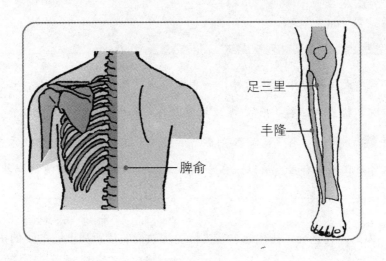

足三里

丰隆

脾俞

秋季在精神调养上也应顺应季节特点，以"收"为要，做到"心境宁静"，这样才会减轻肃杀之气对人体的影响，才能适应秋天的特征。如何才能保持心境清静呢？古人认为秋季的精神养生应做到"使志安宁，以缓秋刑，收敛神气，使秋气平，无外其志，使肺气清，此秋气之应。"也就是说，以一颗平常心看待自然界的变化，或外出秋游，登高赏景，或调畅气息，收敛心神，保持内心宁静，或晒太阳，补足体内阳气，转移低落情绪。

冬季养脾胃，防寒养阴保精气

> 冬天气化应于人体的肾，一年四季中"春应肝，夏应心，长夏应脾，秋应肺，冬应肾"，所以按照人与天地的关系，冬天应以养肾为重点。同时，脾胃是后天之本，若其功能失职，就会影响先天之本肾对阳气的补益。所以，冬季调养身体也不能忽略对脾胃的保养。

人的阳气盛衰，往往标志着机体生理功能的活跃程度。冬季的主气为寒，寒为阴邪，易伤人体阳气。阴邪伤阳后，人体阳气虚弱，体内生理机能受到抑制，就会产生一派寒象。常见的情况有恶寒、脘腹冷痛、泄泻等。冬季对应的脏器是肾脏，中医认为肾是先天之本、生命之源，它的机能强健则可调节机体适应严冬的变化，否则，就会影响人体新陈代谢而引发疾病。因此，冬季的养生重点是"养肾防寒"。

对于养肾防寒而言，饮食调摄很重要。冬至日是农历冬季3个月气候转折的分界点。冬至后自然界的阴气开始消退，阳气逐渐回升，使冬季的闭藏转向活泼的生机。此时进补，人体摄入的养分吸收与利用率增高，较易积蓄并发挥功效，是体虚病人补养肾脏、延年益寿的最佳时机，所以民间有"冬季进补，开春打虎"的说法。

冬天宜选食温肾壮阳、产热量高的食物，这对素体虚寒者尤其有益。还可进食一些具有补肾益肾功效的食品，如核桃、板栗、桂圆等。另外，黑色食品入肾经，有强肾的功效，所以想要补肾的朋友平时可多多选食黑米、黑豆、黑芝麻、黑木耳、乌骨鸡之类的食物。

当然，冬季调养身体，也不能忽略对脾胃的保养。在中医里，脾胃位于中焦，虽然肾是先天之本，脾胃是后天之本，但是后天之本脾胃不好，就会影响先天之本肾对阳气的补益。如果把身体各脏器的关系比作八卦图，脾胃正处于中心，是五脏六腑的"交通枢纽"，连接各处。一旦脾胃受损，身体各脏器的运转就会受到影响。只有脾胃的运化好了，才能把吃进体内的食物和药物进行良好的吸收，达到补肾、强身的目的。

脾胃不好，很多病都会随之而来。中医诊病时常观察病患的舌相，因为舌头上的舌苔就能显示出脾胃状况，也就是胃气、消化功能的好坏，进而指导中医的用药。所以，很多中医在治病时都会从脾胃下手，调好了脾胃，身体五脏六腑的问题甚至都能不治而愈。

冬季适当多喝一点粥，就是非常好的补养脾胃的方法。每天早晨喝一碗粥，可以帮助脾胃滋阴，协助人体维持阴阳平衡。前面我们说过，要多吃黑色食品，若能将黑色食品置入粥中煮食，既可养肾，又可补脾，还能疗疾，可谓一举多得。

进入冬季以后，还应遵照《黄帝内经》的养生法则，即"早卧晚起，以待日光"，意思是说人们在寒冷的冬天，一定要早睡晚起。早睡以养人体阳气，保持温热的身体。起床时间最好在太阳出来以后，这时人体内阳气迅速上升，此时起床则头脑清醒，机智灵敏。但上班族要"晚起"可能很困难，这就要求他们尽量做到"早睡"，不熬夜。保持规律的生活、相对平静的心情，就会使其身心得到恢复和调理。

冬日切忌紧闭门窗，室温不宜过高或过低。这是因为室温过低易伤人体阳气；室温过高则室内、外的温差过大，外出活动很容易外感风寒。所以室温保持在18～22℃为宜。

由于冬天天气比较冷，人们不愿意外出运动。身体长时间得不到锻炼也会影响脾胃的消化功能，引发食欲不振、胃肠功能紊乱等症状。若出现了这种情况，我们可以采用"灸脐法"治疗脾胃疾病。

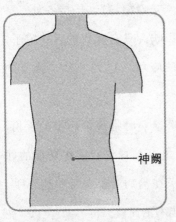

神阙

人的肚脐是非常重要的部位，是内通五脏六腑、抵御外邪的门户，中医称之为神阙穴。"神"是心灵的生命力，"阙"是君主所在城池的大门，所以神阙穴又有"命蒂"之称。我们都知道，小孩儿在没出生的时候，就是靠脐带从母体里吸收营养的，这样就能理解神阙穴是我们身体的重要穴位的缘由了。

"灸脐法"的具体做法是：将燃烧的艾炷直接悬在脐中上方（1厘米左右）施灸，以觉得有温热感为度。每次灸15～30分钟，每天灸1次，连灸10次为1个疗程。冬季对脐部施灸，有健脾强肾、回阳救逆、和胃理肠、行气利水、散结消滞、活血调经的作用，对因体质素虚而出现的胃肠功能紊乱、神经衰弱等有良好的疗效。

总的来说，我们一年四季都要养好脾胃。脾胃是后天之本，是强壮身体、治疗疾病的重要环节。养好脾胃生命才得以延续，我们才能"吃嘛嘛香"，才会开心过好每一天。

第四章

食物是最好的补品，吃得香更要吃得好

　　补养气血不是单靠吃补药或补品就能办得到的，食物才是气血真正的原料。因为胃的存在是为了让我们吃饭、活下去，而不是为了吃补药、补品。明白了这一点，我们就应该认识到吃饭的重要性。不要再去天天惦记着吃什么补药了，吃好每一顿饭才是对脾胃最好的照顾。

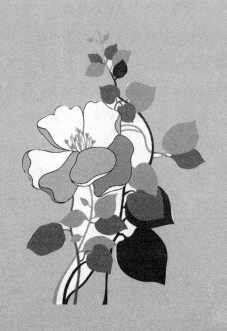

✚ 食物是气血的原料，五谷杂粮保平安

脾胃是气血的来源，食物是气血的原料而非药物和补品，因为胃的存在是为了让我们吃饭、活下去，而不是为了吃补药、补品。血的真正来源是脾胃，明白了这一点，你就应该认识到吃饭的重要性。养气血就是要好好吃饭，通过食物来进补。

在每个人的健康方面，脾胃所起到的作用非常重要，直接关系到我们是否有足够的能量去生活和工作，也就是说，脾胃是健康的基础。而补益气血的根本是调养脾胃，调养脾胃的根本是合理饮食。

刚刚提到了"补"字，现在我们不妨多说两句。其实"补"字在中医理论中的解释并非补药，也非补品，而是一种概念，代表着固摄，就是将自身的精、气、神与气血能量固摄住，保持身体的动力，保存现有的能量。比如，你是个先天脾胃虚弱、气血不足的人，只要固摄方法得当，保存自身现有的能量，帮助自己平衡阴阳、疏导血脉，那么这种方法就可以称得上是"补"。而一个先天素质很好、身体很壮实的人，如果天天饮食无度、夜夜笙歌、淫欲无度，那么即使他每天都吃补品、补药，也不过像服用兴奋剂一样，只是多给身体一些外力刺激而已。其实他的机体已经难以平衡阴阳，也无法固摄能量，在他消耗完自身先天的元气与精气后，他就会大病不起，或是暴病而亡。

大家想想以前的皇帝、达官贵人，哪个不是天天进补人参、鹿茸、阿胶等补品，结果怎么样？很多皇帝还不如普通的老百姓长寿。补养气血、固摄能量与保持动力不是光靠吃补药和补品就能办得到的。

脾胃是气血的来源，食物是气血的原料，因为胃的存在就是为了让我们吃饭、活下去，而不是为了吃补药、补品。明白了这一点，我们就应该认识到吃饭的重要性。不要再去天天惦记着什么补药、补品能养气血了。养气血就是要吃好每一顿饭，那便是对我们脾胃最好的照顾。

提到好好吃饭，有的朋友会说，我每天吃的好东西很多，鸡鸭鱼肉、海参燕窝都有，为什么我的身体还是很虚弱呢？笔者可以毫不犹豫地告诉你，这些东西吃多了对脾胃无益，它们起不到补气血的作用，反而都变成垃圾积存在体内了。俗话说"鱼生火，肉生痰"，这些东西不是生了湿就是生了痰，再不就是生了寒、生了热，总之没有生成气血，所以你的身体才会越吃越虚。

相比之下，看似平淡无味的五谷才是再好不过的长寿之品。关于这个问题，我们的祖先早就讲清了。《黄帝内经》中说："人以水谷为本，故人绝水谷则死，脉无胃气亦死。"显然，人类的生存是以饮食水谷为根本的。水谷精微都是由脾胃生成气血输布到全身的，所以断绝了水谷，人就要死亡。《黄帝内经》提到了"水与谷米"，却没有说大鱼大肉和补药，说明五谷杂粮才是脾胃最"喜欢"的东西。大家想，粮食都是植物的种子，是最精华、最有生机的部分，所以吃下去才会生成血。我们把五谷杂粮搬上餐桌，就等于为气血的生成提供了原料。

就像人的嘴角两边各有一个穴位叫作迎粮穴，看看这个穴位的名字，为什么它不叫迎鱼穴、迎肉穴、迎菜穴、迎果穴，而是叫迎粮穴？这就说明了粮食的重要性——它是人活下去的最主要的能源。看看我们的祖先告诉我们的饮食法则："五谷为养，五果为助，五畜为益，五菜为充"，就是最好的说明。五谷是养命之根本，被放在了首要的地位，其他诸如蔬菜、水果、畜肉之类都是辅助和补充。

很多人之所以每天吃得很好，但是仍然有气无力，而且越来越胖，就是因为他们总是拒绝或减少吃主食，然后大量地吃肉、吃生冷的蔬菜、水果。笔者身边有一位朋友，她就不喜欢吃主食，理由是吃了主食发胖。其实，吃主食会胖是一种颠倒是非的说法。肥胖并非因为吃太多主食造成的，而是体内脾、肾、肺脏的阴阳失调，水液的气化和代谢功能受阻，致使湿邪痰饮潴留在体内，这正是气血不足、阳气不足的表现。而不吃主食只会加重气血不足，更加无力运化水谷，长此以往，就会形成恶性循环。

因此，想保养好脾胃的朋友，从今天起就应该好好地吃主食，而且要多吃五谷杂粮，少吃那些精加工的东西。你可以选择用小米、粳米、大米、黑米、麦仁、玉米仁等五谷单独煮粥，或互相搭配，还可以在其中加入豆类、莲子、薏苡仁、芡实、百合、花生、核桃、杏仁等熬粥。如果能用豆浆机打成米糊来食用，则更有利于脾胃的消化吸收。在制作米糊时，我们可凭个人喜好自行选择食材。每次选择一两样米加上一两种豆类或坚果就可以满足我们的营养需求。需要注意的是，豆类或坚果的摄入量不宜过多，否则油脂太大，对肠胃造成负担，反而无法吸收。

确定了主食后，我们就可以搭配着吃一些应季的、新鲜的、最好是本地生长的蔬菜和水果。因为每个季节生长的植物一定是顺应这个季节的气候、温度、五行属性等各方面需要的，所以应季和本地的蔬菜水果才是最养脾胃的东西，我们在食用之后才能够真正地受益。而反季节、产地距离你生活的地方非常远的蔬菜水果，都会让你吃过之后不太适应。因为人体的五行要顺从天地四季的五行，而且地域性的饮食也是为了适合当地人的人体对五行的需求而产生的。

不单是植物，天地万物也是如此，要分五行属性。每个人都有自己的五行特性，如果五行生克平衡，身体就会保持在平和的状态；如果五行生克不平衡，相冲相害，那么就会体现在脏腑器官上，最终引发疾病。

✚ 不贪冷、不嗜辣，为脾胃加把长命锁

大家不要放纵自己的口腹之欲，随意伤害为自己勤恳工作一生的脾胃；它是真正无私无畏的"英雄"，只要它还有一口气在，就不会停止工作。我们应该每天对自己的脾胃充满感恩之心，由于它辛勤的劳作，我们的身体才能正常运转，这样想，你还舍得去嗜辣、贪冷来伤害它吗？

从冰箱出现起，冷饮就占据了人们的胃，夏天没有冷饮的陪伴，一些人会觉得浑身不舒服。尤其是夏季酷暑难耐的时候，一瓶带着冰碴的饮料、一个冰淇淋、一块冰镇西瓜，似乎会让你爽快无比，但是大量低于体温的冷饮入肚，会使胃部因受到强烈的刺激而急剧冷缩，胃肠道血管壁随之紧闭收缩，就会造成一胀一缩的痉挛。如果在吃热食的同时，喝冰镇的饮料、啤酒更会加剧这种情况，久而久之，就会造成脾胃受损，引发脾胃虚弱症状。

大家是否认真地思考过，我们嘴上一时的痛快需要消耗脾胃多少能量呢？冰冷的食物摄入多了自然就转化成了寒，寒又转化成痰湿积存在脾胃中，因此，大量进食冷饮、冷食是使脾胃积存痰湿的主要原因。经常如此，我们的脾阳就会严重受损，心脏也会跟着受累。

前面我们说过，夏季要养脾，因为夏季暑湿严重，易伤及脾脏，所以夏季要专门健脾利湿。而大多数人不但不保护脾脏，还天天给它输送生冷炸弹，身体又怎能不怪病丛生呢？很多女孩因此还会患上痛经的毛病，影响以后的孕产。另外，对于儿童来说，其脾胃功能很差，夏季食用冷饮直接导致他们胃寒、肺寒，所以嗜冷的儿童时常有咳嗽、鼻塞、腹泻的症状发生，这对他们的生长来说是非常不利的事情。因此，为了脾胃的健康，我们一定不要贪凉。自古以来很多高明的养生者从不进食寒凉之品，就是这个道理。

我们再来说说辛辣食物。现在是全民爱吃辣椒的时代，麻辣食物几乎统领了餐桌，很多菜肴都放满了辣椒，放得红彤彤的，大家渐渐变得无辣不欢。久而久之，锻炼出了辣妹子歌词里"辣不怕、怕不辣"的嘴，殊不知辣食是脾胃健康之大忌。

辛辣食物中最厉害的是辣椒，它直接刺激我们的胃肠黏膜，而且其燥热之性很难疏泄出来，留在体内，入肝胆、肺肠、脾胃，成为燥热郁滞，身体只能靠"上火"来排除肝胆郁热、胃阴亏虚和肺热肺燥。很多人一见自己"上火"了，便服用一些凉性药物或者用抗生素来解决表相，从来没有"向内看"，考虑一下自身脏腑的情况。若继续保持嗜辣的习惯，时间长了还会引发胃及十二指肠溃疡、肠炎、消化道出血、痔疮、胆囊炎症、胆结石、咽喉发炎、脓肿等，这些病症反复发作，难以治疗，影响我们的身体健康。

笔者有一位朋友，曾经就是吃辣的受害者。在他上大学的时候，学校食堂总是用大肥肉片熬油炒菜，这位朋友吃不惯，于是经常去学校外面吃凉皮或麻辣烫，把这些当成饭，整整吃了 4 年。笔者当时知道了这种情况，便奉劝他少吃辛辣。但是，这些食物非常诱人，而且他的胃肠也没有什么不适，于是他每天都放纵自己的口腹。但是，随着时间的推移，他的健康隐患日益增加，体内积存的热毒越来越多。果然，他刚刚毕业时就患上严重的胃及十二指肠溃疡、胆囊炎，他还经常胃痛、牙痛、扁桃腺脓肿、发烧。之后，他连续吃了 3 年中药才基本将体内的热毒清除，可是他的机体免疫力却下降了很多，真的是得不偿失。

辣椒、花椒是四川、湖南、湖北、云贵等地人的挚爱。他们天天都吃辣椒，这其中有一定的原因。因为他们居住的环境暑湿很重，需要利用辣椒和花椒来驱逐暑湿寒气，否则易得风湿。可是，对于生活在北方、中原地带的人来说，生活环境既干燥又寒冷，与那些人的不一样，没有湿寒可除，所以经常嗜辣就会患溃疡、脓疮、湿疹、结石、痔疮，对身体尤为不益。大家想想，火辣的菜肴在我们嘴里不过停留几十秒，可是到了胃里却要待上两三个小时，我们的胃黏膜能受得了吗？你可以做一个小实验，把一口火辣的菜肴一直含在嘴里不要咽，看看你的口腔黏膜能承受多久？这样你就能理解脾胃的辛苦了。

所以，大家不要再放纵自己的口腹之欲，随意伤害为自己勤恳工作一生的脾胃，它是真正无私无畏的"英雄"，只要它还有一口气在，就不会停止工作。大家应该每天对自己的脾胃充满感恩之心，由于它辛勤的劳作，我们的身体才能正常运转，这样想，你还舍得去嗜辣、贪冷来伤害它吗？

甘入脾，脾胃最"喜欢"甘味食物

中医认为，甘属土味，与脾相配；因此脾气虚、脾经弱时，适当多吃点甘味食物，可补益脾胃。就饮食而言，春季是养脾的最好季节，我们应该在那个时间段吃点甘味食物，以固护脾胃之阳气。不过，一定不要过量食用甘味食物，否则不但起不到滋养的作用，反而会化生为痰饮。

在日常生活中，甘味食物是大多数人的最爱。比如银耳百合汤、八宝粥、糖醋鲤鱼、拔丝山药、豌豆黄、糕点、红薯、蜂蜜等，这些食物让我们的饮食更加丰富多彩。

《黄帝内经》中说"甘入脾，甘走肉，肉病无多食甘"。中医认为，甘属土味，与脾相配。在人体的脏腑中，脾的作用主要是运化水谷精微，即人体在摄入五谷饮食之后，通过胃的腐熟，变化成为水谷精微，再由脾将水谷精微输布到全身。在水谷精微之中，脾最喜欢甘味。因为甘味食物具有滋养、补脾、缓急、润燥作用，有助于脾的运化作用，比如红枣糯米粥可以健脾胃、补气血、利水湿，而山药白糖饮则可以润肺补脾、益肾固肠等。

中医所说的甘味食物，不仅指食物的口感有点甜，更主要的是它具有补益脾胃的作用。《黄帝内经》中反复强调"甘入脾"，也就是说脾主甘味，因此脾气虚、脾经弱时，适当多吃点甘味食物，可补益脾胃。

不过，《黄帝内经》也有这样的话："甘走肉，多食甘则痰溢，皮肤粟起"，意思是说，甘味有滋养肌肉的作用，但是食用一定要适量，如果过度进食甘味，不但起不到滋养的作用，反而会化生为痰饮。不仅如此，过量食甘味会导致上焦滞缓，人便会出现心气喘满的症状。另外，甘从土化，土盛则水病，所以过量食用甘味会使肾气失去平衡，人的颜面就会发黑，同时骨骼会出现疼痛，头发也随之脱落。因此，我们吃甘味食物一定要有节制。

甘味食物什么时候吃最好呢？就饮食而言，春季是养脾的最好季节，我们应该在那个时间段吃点甘味食物。春季阳气生发，人体腠理疏松，阳气易外散发泄，加上气候转暖，人一活动容易出汗，有伤津液，所以应及时食用甘味食物，补水补气，滋养机体，固护脾胃之阳气。

唐代养生学家孙思邈在《千金方》中也说："春七十二日，省酸增甘，以养脾气。"根据五行理论，春天对应着肝脏，肝属木，喜欢酸味食物，而脾属土，如果春天肝木太旺，就会使脾土"受欺负"，影响人的消化及吸收功能，导致食欲不振、消化不良等症状。因此，为了避免肝克制脾土，我们在饮食中应少吃点酸味食物，适当吃一些脾所喜爱的甘味食物，让脾胃活跃起来，以防止肝气过于旺盛。春天吃哪些甘味食物最好呢？我们可以多吃大枣、山药、莲藕、百合、芋头、萝卜、荸荠、甘蔗、豌豆苗、茼蒿、荠菜、春笋、韭菜、香椿等甘平温补、健脾养胃的食物，以补益人体的脾胃之气。

最后需要提醒大家的是，甘味食物有"甘温"和"甘凉"的区别。中医讲究"辨证施治"，无论是甘味食物，还是甘味药物，都需要辨证对待，每个人的体质不同，所选择的甘味就不同。

中医认为，对阳气不足的人来说，最好选择"甘温"的食物，如面粉、糯米、南瓜、莲子、芋头等；对阴气不足的人来说，最好选择"甘凉"的食物，如绿豆、丝瓜、冬瓜、茄子、白菜、黄瓜等。就脾胃来说，"脾为阴土"，"喜燥而恶润"，因此要治脾病，可多选择"甘温"以助其升；而"胃为阳土"，"喜润而恶燥"，因此在治胃病时，最好多选择"甘凉"以助其降。

饭前来碗汤，脾胃永葆健康

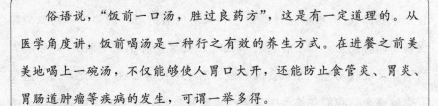

　　俗语说，"饭前一口汤，胜过良药方"，这是有一定道理的。从医学角度讲，饭前喝汤是一种行之有效的养生方式。在进餐之前美美地喝上一碗汤，不仅能够使人胃口大开，还能防止食管炎、胃炎、胃肠道肿瘤等疾病的发生，可谓一举多得。

　　在我们所吃的各种食物中，汤是既富有营养又易消化的一种。美国营养学家的一项调查表明，那些营养良好的人正是经常喝汤的人。不过，因为汤汁能在小肠中均匀分散，营养物质很容易被消化、吸收，所以喝汤有使人发胖的潜在危险。很多人以为，喝汤是一件很简单的事，殊不知，喝汤相对于吃饭来说是有顺序的，饭前喝和饭后喝效果大不一样。那么，究竟哪一种方式对脾胃才有益处呢？

　　俗话说"饭前喝汤，苗条又健康；饭后喝汤，越喝越胖"，这是有一定道理的。中医认为，饭前喝汤对身体大有益处。吃饭前先喝几口汤，将口腔、食道润滑一下，可以防止干硬食物刺激消化道黏膜，有利于食物稀释和搅拌，促进消化、吸收。

饭前喝汤还可以使胃内食物充分贴近胃壁，增强饱腹感，从而抑制中枢神经，降低人的食欲。因为饭前一碗汤下去，胃中的部分空间被占据了，客观上起到限食的作用。有研究表明，在餐前喝一碗汤，可以让人减少对热能的吸收，起到减肥的作用。

相反，饭后喝汤是一种有损健康的吃法。一方面，已经吃饱饭了，再喝汤容易导致营养过盛，造成肥胖。另外，饭后喝下的汤会稀释已被消化液混合得很好的食糜，影响食物的消化吸收。

在吃饭的过程中不时地喝点汤水也是有益健康的。吃饭时喝点汤水有助于食物的稀释和搅拌，从而益于胃肠对食物的消化和吸收。若饭前不喝汤，吃饭时也不进汤水，人在饭后则会因胃液的大量分泌使体液丧失过多而感觉口渴。所以，营养学家建议饭前或吃饭时应进些汤水，这样不仅有利于食物的消化和吸收，还可以减少食管炎、胃炎等疾病的发生。

古往今来，有不少名人都喜欢饭前喝汤。慈禧太后是中国历史皇族中出了名的美食家，她就喜欢在饭前喝汤。德龄公主在她的《瀛台喋血记》中曾写到："这位老佛爷一生似乎与汤结下了不解之缘"。相传，慈禧太后对汤的喜爱简直到了痴迷的地步，专门为她做汤的御厨就有 8 位。

近代名人中，蒋介石也喜欢在饭前喝汤。他的厨师知道他的口味，每天都会备好一只老母鸡，煨锅浓鸡汤。蒋介石与部下共同进餐，在座的每位都和蒋介石一样先喝一碗鸡汤，很符合"饭前喝汤"的饮食保健方式。

当然，饭前喝汤喝多少、何时喝，这些都是有讲究的。一般中餐、晚餐前以喝半碗汤为宜，而早餐前可适当多喝些，因为经过一夜的睡眠后，人体内的水分消耗较多。喝汤的时间以饭前 20 分钟左右为好。喝汤应以胃部舒适为度，切忌饭前饭后"狂饮"。

值得注意的是，有些人喜欢吃饭时将米饭或面食泡在汤里吃，这与我们提倡的吃饭时喝些汤水是截然不同的。我们咀嚼食物，不只是要嚼碎食物以便于咽下，更重要的是要让唾液把食物充分湿润，因为唾液中含有许多消化酶，有帮助消化、吸收及解毒的功效，对健康十分有益。而汤泡饭由于饱含水分，松软易吞，人们往往懒于咀嚼，未经唾液的消化过程就把食物快速吞咽下去，这无疑会增加脾胃的负担，时间长了容易导致胃病的发生。所以，大家切不可常吃汤泡饭。

✚ 分清食物寒热，调理脾胃效果好

> 俗话说"药食同源"，大家都知道食补是对身体最好、最健康的调理方式，但做起来却不简单。食物同药材一样，也有温阳、补阴的功效，因此我们饮食前要分清食物的寒性、热性，脾胃有寒者多吃热性食物，脾胃有热者多吃寒性食物，以保证身体的健康。

药补不如食补，大家都知道食补是对身体最好、最健康的调理方式，但做起来却不简单。首先，你要知道自己的体质是寒是热，更要分清各种食材是凉性还是热性的，选对了食物，才能补出效果。

一般情况下，可以从食物的颜色、味道、生长环境、地理位置、生长季节几方面来辨别食物的寒热。从颜色来看，绿色植物与地面距离近，吸收地面湿气，故而性偏寒，如绿豆、绿色蔬菜等。颜色偏红的植物（如辣椒、胡椒、红枣、石榴等），虽与地面接近生长，但果实被阳光长期照射，故而性偏热。

从味道上来看，味甜、味辛的食品，由于接受阳光照射的时间较长，所以多为性热，如大蒜、柿子、石榴等。而那些味苦、味酸的食品接受阳光照射的时间较短，所以大多偏寒，如苦瓜、苦菜、芋头、梅子、木瓜等。

从生长环境来看，水生植物偏寒，如莲藕、海带、紫菜等。而一些长在陆地中的食物（如花生、土豆、山药、姜等），由于长期埋在土壤中，植物耐干，所含水分较少，故而性热。

食物的寒热还与生长季节有关。在冬天生长的食物，由于寒气重，故而性偏寒，如大白菜、香菇、白萝卜、冬瓜等。在夏季生长的食物，接收的雨水较多，故而性寒，如西瓜、黄瓜、梨、柚子等。

了解了食物的寒热属性后，我们还有一个重要的问题，即辨别自己身体的寒热，如何才能知道呢？

如果嘴里有味，脸色偏红，舌苔比较厚，有时候还是黄的，平时爱吃凉的、不爱吃热的，大便干燥，很少有大便稀、拉肚子的情况，这就说明脾胃有热，这种情况可以吃一点清火的食物或药物。食物里面偏苦的（比如苦瓜、苦菜）都可以吃一点；梨也偏寒，可以吃一些。药物里面如牛黄清火之类的，可以根据自身情况适量服用一些。

如果经常拉肚子，不能吃凉的，吃了凉的就拉肚子，平时也不口干口渴，嘴里也不苦，不爱上火，脸色偏白，手脚一般也偏凉，这些情况表明脾胃有寒，可以考虑适当吃一点温性的食物，比如生姜、小茴香等。

有些朋友上述两种情况都有，那么就很可能属于有热有寒的情况。这类人吃热的东西容易上火，吃清火的药和寒性的食物容易拉肚子。针对这种情况，日常生活中除了加倍关爱自己的胃肠以外，不要刻意吃那些寒性或者热性的食物或药物，而是多吃一些性味平和的食物。自己不好治，也可以找专业的中医进行调治。

现在介绍一下脾胃有问题的食疗养生方法：脾胃有热者，可以用清热药。如果是属于最常见的虚寒情况，饮食欠佳，不喜欢喝冷饮、吃冷食，吃了凉的就容易拉肚子，可以用莲子猪肚汤。这道汤饮的做法很简单：猪肚1个，用食盐搓洗干净，塞入水发去心莲子20粒，砂仁6克，放锅中加水煮熟，煮熟后捞出猪肚切丝；莲子取出与猪肚共置盘中，加入香油、食盐、葱姜蒜适量拌匀调味。莲子猪肚汤有健脾益胃、补虚止泻的作用，适合我们讲到的脾胃虚寒者服用。如果同时伴有水肿情况，可以在上面的食疗方里加入10克茯苓一起做汤喝。

➕ 上床萝卜下床姜，不用医生开药方

人体清晨体温最低，晚上体温最高。晚上要把体温降下去，进入休息状态，你偏偏吃那些让身体发热的东西，当然违背常理。与自然规律相悖，身体就会产生负担，久而久之容易危害健康。所以，从长期效果来看，坚持错误的生活方式就等于吃慢性毒药。

人体就像自然界一样，在一天24小时当中有着自身的节律。人在

上午，由于工作、学习比较紧张，新陈代谢也相对较为旺盛；到了晚上，我们较为放松，生活以休闲休息为主，新陈代谢率也有所下降。所以，那些刺激人体兴奋、促进热量散发、提高身体活力的食物，最好能够放在早餐和午餐中吃，相对而言不太容易引起发胖。

按照大自然的规律，日出而作、日落而息。人体在日落时分变得内敛、平静，不再兴奋，而是准备休息，转向"整理内部事务"了，也就是说，它需要集中精力修复组织器官。所以我们要顺应人体的作息规律，晚餐不吃令身体兴奋、活跃的食物，也不要吃难以消化的油腻食物。那些容易消化或者能够帮助消化、让身体减少散热、减少兴奋的食物，才是晚餐的科学选择。

老百姓常说一句话，"上床萝卜下床姜"，讲的就是这个道理。我们的脾胃喜欢温暖的食物，因为脾胃的功能是运化水液，水液属于阴性的物质，需要借助阳气的温煦才能够发挥作用，而生姜、葱、蒜等食物都是能温煦脾胃的食

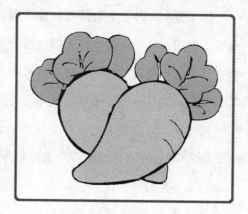

物，让人觉得很有精神，特别适合在早上和上午食用。

电视上曾报道过一位长寿老人，他在 90 多岁仍然精神矍铄、耳聪目明、脸色红润，他的秘诀是每天早上吃几片姜。这个方法也适用于那些平时胃脘发凉，喜欢吃热食、喝热水，不爱吃冷食，偶尔吃了凉的还容易拉肚子的朋友，这类人早晨就可以采用含姜的方法，慢慢地，自身的脾胃疾患就会消除。不过，有烧心、泛酸、口干、口渴、

大便偏干等胃肠病症状的朋友就不适合含姜的方法，应根据自身情况鉴别使用。

而晚上吃点清淡的萝卜，能帮助人体消化、通气顺肠，能让人心平气和。据《本草纲目》记载，萝卜生吃可止渴、消胀气，熟食可以化瘀助消化。中原地区又有"冬吃萝卜夏吃姜，不用医生开药方"的说法。特别是现在很多人睡觉比较晚，晚上睡觉前还吃点宵夜，这时候胃肠本来该休息了，你又给它增加了负担，布置了任务，这样肯定会影响到睡眠。此时不妨吃一点萝卜，帮助人体消化食物，促进脾胃恢复健运功能，对于胃脘胀满、大便偏干的朋友非常有益，并且能改善腹部胀满等症状。

除了萝卜之外，各种清爽的凉拌菜、杂粮粥、青菜豆腐之类都很适合晚上食用。不少人喜欢晚上喝点莲子汤、百合汤，就是因为它们有安神的作用。吃夜宵的时候，过去讲究喝点小米粥、藕粉，也是因为它们容易消化，又有清心、平和的作用。

反过来，如果晚上吃一些辛辣浓的食物（比如大量的辣椒、花椒、葱、姜、蒜），对身体就没有什么好处了。虽然这些食物不可能马上变成砒霜伤害我们的身体，但是这样的吃法是违背养脾胃的原则的，从长期效果来看，坚持错误的生活方式就等于吃慢性毒药。

因此，为了脾胃的健康，我们应纠正错误的饮食习惯。早上可以吃提神的食物，晚餐调味清淡一点，多吃蔬菜，少吃肉类，选择容易消化的食物，这对脾胃才算真正的负责。

✚ 粗细搭配，改善你的脾胃状况

谷类的品种有很多，如小米、大米、薏苡仁、玉米等，一般来说，可以将它们分为粗粮和细粮。二者各有利弊，粗粮口感欠佳、不易消化；细粮口感不错，但营养相对缺失。因此，我们最好将粗粮与细粮搭配食用，这样既可以充分摄取营养，减轻脾胃负担，又能促进人体的消化和吸收。

随着生活水平的提高，大多数人的主食都是精米白面。从口味来说，精米白面确实比粗粮可口，但从营养方面来看，粗粮的营养价值要高于前者。《黄帝内经》指出"五谷为养"，说明饮食离不开五谷杂粮。只有粗粮、细粮互相搭配食用，才能为脾胃提供更丰富的营养。

粗粮与细粮是一组相对的概念。我们平常食用的大米、白面等谷类是经过精细加工的，谷粒较硬的外层被除去，口感细腻，故为"细粮"。那些没有经过精细加工的谷类，保留了谷粒较硬的外层，口感粗糙，则被称为"粗粮"。因为谷粒较硬的外层含有丰富的膳食纤维、维生素和矿物质，所以细粮的营养价值比粗粮低，而且越是加工精细的细粮，其营养价值就越低。

粗粮包括多层含义。一是指玉米、小米、高粱、燕麦、大麦、荞麦等稻麦以外的谷类，在北方也被称为"粗杂粮"。因为各种原因（如小米谷粒实在太小，燕麦和荞麦的谷粒太黏），它们都不适合精细研磨。二是指没有经过精加工的稻谷或小麦，即糙米和全麦。它们和杂粮一样，属于完整的谷粒，在西方叫作"全谷"，只经过去壳处理，保留了谷粒较硬的外层和胚部，像粗杂粮一样富含膳食纤维、维生素和矿物质。三是指绿豆、红豆、扁豆、蚕豆、芸豆、干豌豆等杂豆类（大豆除外），它们虽不属于谷类，但其营养特点与谷类十分接近，且通常未经碾磨，甚至带皮食用，所以可归入粗粮的范畴。

　　粗粮和全谷食物的一个突出特点是含有较多的膳食纤维。膳食纤维能吸收肠内存在的有毒物质，并使之迅速随粪便排出体外，从而减少了肠壁对毒物的吸收。大量研究证明，膳食纤维具有降血压、降血脂、防癌抗癌、防治便秘等保健功效。

　　但正因为粗粮含有较多的膳食纤维，吃起来不像精米、精面那样可口耐吃，所以，近几年来我国粗粮的消费量越来越低。那如何在食用粗粮的同时，尽量顾及到口感呢？这不难，只要将粗粮与细粮搭配着吃，就可以改善口感的问题，即在精细的主食中引入一定数量的上述粗粮。

　　建议大家每天吃一餐粗粮（单独吃），或全天主食的1/3是粗粮（与细粮一起吃）。粗粮保留了谷粒较硬的外层，所以整粒的粗粮（如糙米、小米、玉米、高粱米等）难以像大米那样做成可口的米饭，一般适合用来煮粥；碾成粉状的粗粮（如全麦粉、玉米粉、荞麦粉等），如果直接做成馒头、花卷、面条、饼子等，口感普遍较差，一般可以与精白面粉按一定比例混合，再烹制食用；杂豆类可以与成粒的粮食混合做饭或煮粥，也可以制馅与面粉搭配食用（如豆包）。每天换着花样轮换着吃，不仅富有营养，口感也会大大改善。

　　在细粮中加入粗粮，可以为我们提供更多营养，促进脾胃的消化和吸收。不过，不是人人都适合这种粗细搭配的方式，比如对于老人、小孩、孕妇，以及消瘦者、营养不良者、脾胃虚弱者来说，粗粮吃多了容易加重脾胃负担，导致胃肠虚弱，引发各种不耐受反应，同时还会降低各种营养成分的吸收和利用。

那么，有没有什么改善方法呢？将粗粮细做就是一个不错的选择。所谓"细做"是指将粗粮发酵，粗粮发酵后除了保留蛋白质、碳水化合物、脂肪类以外，还富含维生素和酵母菌。酵母菌能够改善肠道对矿物质的吸收，经过发酵的粗粮可以作为维生素和微量元素合剂的替代品。脾胃虚弱的人食用"细做"的粗粮，既可以补充营养，又可以消除因吃粗粮产生的一系列不适反应，可谓一举多得。

✚ 要想脾胃常健，饮食不可一日无豆

要调节脾胃虚弱，我们应该吃什么呢？豆类食物就非常适合调节脾胃虚弱的状况，它们大多性质平和，凉而不寒，温而不热，我们可以去买一些来吃。千万不要忽视脾胃虚弱的状况，一旦忽视了，人的食欲会变得更差，到时什么都不想吃，身体就彻底垮掉了。

脾胃虚弱了，我们要注意保健，特别是在饮食上的保健。通过饮食保健，我们可以很好地调节自己的脾胃虚弱现象。那么脾胃虚弱吃什么呢？豆类就是不错的选择。

从中医角度来看，豆类大多性质平和，凉而不寒，温而不热，大多数都有健脾渗湿的作用。但是，豆类是个大家族，包含很多种类，它们的食疗作用也有所区别。不过它们有一点共性，就是几乎所有的豆类食物都可补益脾胃。换言之，脾胃的健康不可一日无豆。

豆类食品的蛋白质含量丰富，而胆固醇含量却远远低于鱼、肉、蛋、奶。并且，豆类食品中含有丰富的亚油酸和磷脂，能促进儿童的神经系统发育，亚油酸还具有降低血中胆固醇的作用，是预防高血压、冠心病、动脉硬化等的优质食品。经常吃豆类食品，既可改善膳食的营养素供给，又可避免因为吃肉类过多带来的不良影响。

豆类不但营养丰富，种类多样，而且各种豆制品也是花样繁多，吃法多多。根据所含的营养成分，可把豆类分为大豆类和干豆类。大豆类包括黄大豆、黑大豆、红大豆、青大豆等；干豆类包括豌豆、蚕豆、绿豆、豇豆、赤小豆和芸豆等。

在豆类食物中，黄豆可谓是补脾胃的"主角"。中医认为，黄豆性味甘平，归脾经和胃经，有清热、利尿、解毒的功效，它对胃中有积热、厌恶油腻有很好的疗效。因此，黄豆有"豆中之王"、"田中之肉"、"绿色的牛乳"等美誉。将黄豆制成豆浆，也有益于脾胃的消化和运输，能排解脾胃中的胀气、解热润肺。平时多喝点豆浆、吃点豆类食物不仅可滋养脾胃，对于女性朋友来说还有美容养颜、延缓更年期的作用。

绿豆味甘，归心经、胃经，具有清热解毒、消暑利尿、止渴解烦、明目降压、利咽润肤、消脂保肝的功效，对热肿、热渴、热痢、痈疽、痘毒、斑疹等也有一定的疗效。可能你看过《大长今》，那个电视剧讲的是与我国明朝同时代的故事，剧中有一个情节就是人们利用绿豆来解毒，这说明古人早有利用绿豆治病的实践经验。天气太热的时候，很多人可能会没胃口、恶心欲呕，这时喝一些绿豆汤会有所改善。不过，绿豆性寒，不管是什么体质的人，绿豆吃多了都会损伤到脾胃，因此我们一定要注意用量，否则就会造成脾胃失衡、腹泻。

说到红豆，不免让人有些浪漫的联想。有诗云："红豆生南国，千里寄相思"。不过这里说的红豆别名为相思子，不是入食入药的红豆。红豆在中药中又名赤小豆，具体分为两种：小而紧、色暗红者入药用，稍大色淡红或鲜红者则为食用。其功能以补脾行血、消痈散疗为主，对于痈疽脓肿或水肿胀满者都较为适用。而且红豆性质平和，久食不致伤胃。另外，红豆还有下气通乳的作用。产后用红豆煮稀饭，有助于乳汁通畅，防止乳痈的发生。由于其性质以下行为主，故对下焦热淋出血、痔疮热毒下血、肠痈、痢疾、便脓血等也有一定作用。

扁豆不仅是营养价值较高的秋季蔬菜，又是用途极广的药材。扁豆性平味甘，入脾、胃二经，入药治病以白子为良。《滇南本草》中记载，扁豆"治脾胃虚弱，反胃冷吐，久泻不止，食积痞块"，说明扁豆也是调理脾胃功能的天然佳品。在临床上，中医常用扁豆花治疗热感冒、暑湿、痢疾；用扁豆花与鲜藿香各 15 克配伍煎汤饮，还可以治腹痛、吐泻。由此可见，不起眼的扁豆浑身都是药。脾胃不好的人不妨用扁豆和山药一起熬粥，其制法为：取山药片 30 克，白扁豆 15 克，粳米 15 克。先将粳米淘洗干净，白扁豆去杂洗净，同放入锅内，加适量水置武火上烧沸，再用文火熬煮至米成熟时，加入山药片、白糖继续熬煮至熟即可。常吃这道粥可以补益脾胃、益寿延年，尤其适用于脾胃气阴不足、乏力倦怠、气短少言、饮食乏味、口干欲饮、便溏等病症患者食用。

豇豆也就是我们所说的长豆角。豇豆性平，味甘、咸，归脾经和胃经，具有理中益气、补肾健胃、养颜调身的功效。李时珍曾称赞它能够"理中益气，补肾健胃，和五脏，调营卫，生精髓"。所谓"营卫"，就是中医所说的营卫二气，调整好了可以提高人的睡眠质量。此外，多吃豇豆还能治疗呕吐、打嗝等不适症状。儿童食积、气胀的时候，服适量生豇豆，细嚼后咽下，可以起到一定的缓解作用。对于患有脾胃病的人来说，可以多吃一些豆类食物，有健脾利湿的作用。

我们还需要注意，豆类食物虽然营养好，但是有一点麻烦就是不太好消化。有时我们多吃些，就容易感到胀气、饱闷。为了帮助脾胃更好地消化，还是应将豆类煮得久一些，或者像豆腐那样经过磨制加工后食用也是不错的。

 # 五谷加红枣，胜似灵芝草

俗话说"一日吃三枣，百岁不显老。"这是因为红枣中的营养十分丰富，人们称其为"天然维生素"。中医认为，红枣具有补中益气、养血生津的功效，红枣中铁的含量丰富，营养成分也更容易被人体吸收。用红枣做食疗，会给人体带来很多好处。所以，人们历来就把红枣视为极佳的滋补品。

红枣，又叫大枣、刺枣、美枣、良枣等，为我国特产之一。红枣皮薄肉厚、甘甜适中、营养丰富，为秋冬进补之佳品。

红枣，在我国种植已有 3000 多年的历史了。早在《诗经》中已有枣和棘（酸枣）之分的记载。后魏贾思勰的《齐民要术》和明代徐光启的《农政全书》等古农书中都把枣树列为果木之首。《战国策》记载，苏秦游说六国时，说燕国"有枣栗之利，民虽不由田作，枣栗之实足食于民矣"。可见，我国古代先人已将植枣置于重要地位了。马王堆西汉古墓出土文物中就有大枣。古籍《尔雅》记载的枣树品种有 11 种。

我国古人把红枣作为祭祀祖先的珍品和妇女初次见面的礼物。红枣的艳形和美味，历来为诗人所赞誉。唐代著名诗人杜甫回忆他童年时贪吃红枣的情景是："庭前八月枣梨黄，一日上树能千回。"红枣在我国人民心目中，象征着幸福、美满和吉祥。各种喜庆和年节，红枣都是不可缺少的。

红枣可生吃，也可熟食，还可加工制成枣干、枣泥、枣脯、枣酱、醉枣、熏枣、焦枣、乌枣、蜜枣、枣罐头、枣茶、枣酒、枣醋、枣原汁饮料等，还能性以烹调，用它炖鸡、炖鸭、炖猪脚等，都别具风味又甘美滋补。在日常生活中，用枣制成的传统食品更是琳琅满目、各具风味，例如枣粽子、枣年糕、枣花糕、枣卷糕、枣锅糕、枣发糕、油炸糕、长寿糕，以及用于制作各种糕点的枣泥馅料。

俗话说"一日食三枣，百岁不显老"。红枣不但是美味果品，还是滋补良药，有强筋壮骨、补血行气、滋颐润颜之功效。红枣能作为药用，早在《本草备要》中就有记述，书中说红枣能"补气益中，滋脾土，润心肺，调营养，缓阴血，生津液，悦颜色，通九窍，助十二经，和百药。"明代大医药学家李时珍在《本草纲目》中写道："大枣气味甘平，安中养脾气、平胃气、通九窍、助十二经，补少气……久服轻身延年。"现代医学研究表明，红枣对过敏性紫癜、贫血、高血压、急慢性肝炎、肝硬化、胃肠道肿瘤等都具有疗效。

故而养生学家大力弘扬祖国医学遗产，推广大枣茶，是价廉物美、人人可以进补的配方食品。经常服之，可以补足气血。如果再配以别物，效果更佳。红枣加米煮粥，可治疗脾胃不良、湿寒胃胀。用红枣20克，龙眼干20个，蜂蜜少许，放锅内添适量清水，以文火熬，当茶饮，可以使人睡得香甜，增强脾胃的活力，保持旺盛的精力。民间早有"五谷加红枣，胜似灵芝草"之说，所以大家可以在秋冬进补时多食红枣，有利于养生、健美、延年。

当然，吃红枣也有禁忌证。很多人认为，红枣作为补品，多吃一定有益补身。其实，有些人确实不宜多吃红枣。比如一些脾湿困重的人，常常会出现眼肿、脚肿等现象，这些都是湿重的表现，这类人就不适合服食红枣。因为红枣味甜，多吃容易生痰、生湿，导致水湿积于体内，加重水肿的症状。同时，体质燥热的人也不适合食用红枣，因为极有可能会引起气血过于活跃而损伤身体健康。此外，由于红枣糖分丰富，尤其是制成零食的红枣更是如此，就不适合糖尿病患者进补，以免血糖增高，促使病情恶化。如果接二连三地过量食用，又没有喝足够的水，还极容易形成蛀牙。

除了饮食禁忌，红枣在吃法上也有所讲究。一般来说，将红枣蒸熟食用是保养脾胃的明智之举。因为红枣蒸熟后更易于被人体消化，十分适合脾胃虚弱的人。对于气血亏虚、肝肾不足者，可以将大枣与枸杞子、鸡蛋一起蒸。而普通人可以把红枣和山药一起蒸熟服用，将红枣对半切开，山药切丁，二者加凉水隔水蒸，水开后，慢火蒸20分钟就可以食用了。

小米粥养脾胃，名副其实的黄金粥

最平常、最简单的小米有着最滋补的一面。我们何必费尽心思去寻找人间罕有的珍馐呢？不如淘洗两碗新米，添一大锅水，小火慢熬一锅浓稠的小米粥，将那一层凝脂润玉般的米油献给脾胃，那是昂贵的补品和美味的零食难以媲美的。

小米叫粟米，粟是我国古代称为五谷（稷、稻、麦、黍、菽）中的稷。稷即粟，粟为五谷之首。小米起源于我国，是世界上最古老的农作物之一。

小米是我国人民赖以生存的古老作物之一。我国考古学家在山西夏县挖掘出半个蚕茧和小米化石，推断距今有 5 万～10 万年。另外，在西安附近半坡村地方，人们发现一个新石器时代的人类遗址，挖掘出盛有小米、油菜子的陶罐。说明在甲骨文未产生前，在新石器时代，我们的祖先就从事小米的生产了，推断至今已有 1 万～2 万年的历史。

对于老弱病人和产妇来说，用小米煮粥是最理想不过的滋补品，因小米含铁量高，有滋阴养血的功效，可以使其虚寒的体质得到调养，促进体力恢复。所以不少生育后的女性以及出院后的体虚病人都用小米粥加红糖来调养身体。早晚吃小米粥，还具有催眠安神的功效，对于缓解精神压力、改善失眠烦躁很有帮助。

小米粥不但气味香甜，营养丰富，易于消化，还具有增进食欲、健脾和胃、消食开胃、滋阴肾气、补虚清热等多种食疗保健功能。无论对于健康人还是病人，都有很好的保健作用。比如胃病患者，其胃功能差，就是中医所说的胃气不足，如果还要去对付各种各样难以消化的食物，怎么可能恢复健康呢？这时，可以喝一碗小米粥，既不会增加胃的负担，又能健脾养胃。所以古人治胃病，首先要求患者三餐要喝小米粥。

值得一提的是，小米粥上面漂浮了一层米油，它的营养也极为丰富，我们喝粥时千万不要将其撇去。这其实是米汤的精华，滋补力非常强，不亚于人参、熟地等名贵的药材，还有"粥油赛参汤"的说法。人参汤大补元气，但不是适合每个人，要喝人参汤必须与中医商量。但粥油不同，中医认为，小米味甘性平，具有补中益气、健脾和胃的作用。它没有任何禁忌，家家能烧，人人能吃，不受体质条件所限。

先天不足、脾胃不合的人，喝粥油健脾和胃；虚不受补的人，喝粥油可以补精益气，起到温补的功效；产妇、患有慢性胃肠炎的人经常会感到元气不足，喝粥油能补益元气，增强体力，促进身体早日康复。

有人说，既然小米粥营养这么齐全，那么以后就长期喝小米粥调养好了。我们说任何事物都是有利必有弊，小米粥虽然营养丰富，但不可以长期、单一性食用，因为小米中的蛋白质缺少人体必需的赖氨酸，所以不能完全将其当成主食，应注意搭配，避免缺乏其他营养。建议脾胃虚弱的人喝小米粥时，最好加1～2个鸡蛋来补充赖氨酸，也可以在小米粥中加1勺奶粉、豆粉，这样营养就齐全了。

脾胃问题多由一些生活细节引发，比如吸烟饮酒、滥服药物、纵欲过度等。很多人依仗着年轻，丝毫不在意是否会给脾胃带来不利影响。可是，他们一过 30 岁便逐渐感觉自己的身体大不如从前。其实，防范永远比治疗有效，为了日后不给脾胃招祸端，我们应该现在就关注细节，把脾胃调养好。

第五章

关注生活重细节，不给脾胃招祸端

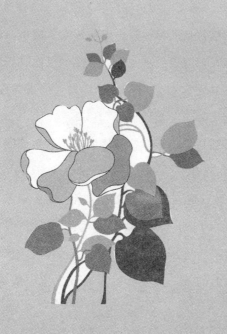

饭后吸烟，小心得慢性胃炎

> 饭后吸烟会促使胆汁分泌增多，易引起胆汁性胃炎，还会使胰蛋白酶的分泌受到抑制，妨碍食物的消化，并给胃和十二指肠造成直接损害，影响胃黏膜血管收缩或直接刺激胃黏膜，引起酸碱度失衡，使胃肠功能紊乱而影响消化和吸收。因此，为了你的身体健康，最好不要在饭后吸烟。

有这样一个故事，几个年轻人在一起打赌，看谁在 1 小时内烟抽得最多。最后一个小伙子以 1 小时抽掉一包烟的"佳绩"获胜，奖品却是心肌梗死，他终身丧失劳动能力，幸亏及时被送到医院才捡回一条性命。

吸烟的害处数不胜数，相信每个人都清楚，但在现实生活中，嗜烟成瘾的人大有人在。甚至很多人都有饭后一支烟的习惯，提出"饭后一支烟，赛过活神仙"的观点，这更是错上加错。对于每天都饱尝冷暖、辛苦工作的胃来说，饭后吸烟无异于"慢性自杀"。

临床上我们常常看到，慢性胃炎患者多数有嗜烟史，且嗜烟的慢性胃炎患者不易治愈。笔者身边就有一个例子，一个邻居今年 50 多岁，但吸烟的历史却有 30 多年，最近他老觉得上腹部隐痛、饭后饱胀、食欲不振、嗳气，确实令他难受和烦恼。后来找到了笔者，笔者询问他："你是不是有饭后吸烟的习惯啊？"他回答"是"。笔者告诉他："已经有医学证明，每天抽烟 20 支以上的人，其中有四成会发生胃黏膜炎症。

尤其是饭后吸烟，对胃的伤害更大。看你每天都烟不离手，把烟戒了，胃病就好了。"这位邻居满腹疑惑："我听说过吸烟容易得支气管炎、肺癌，怎么又会得胃炎呢?"为了验证笔者的话，他去医院做了检查，结果真的是慢性浅表性胃炎。

当人进食以后，消化系统立刻全面运动起来，进行消化和吸收等生理活动。此时人体内的胃肠蠕动十分频繁，血液循环量增加，全身毛孔也都张开，而且排放一些多余的热能，加紧组织细胞的生物呼吸。如果在这个时候吸烟，肺部和全身组织吸收烟雾的力度大大加强，尼古丁迅速地被吸收到血液，使人处于兴奋状态，脑袋飘飘然，就如同烟民们描述的"神仙"一样的感觉。

实际上，饭后吸1支烟，比平常吸10支的毒害还大。因为这时吸烟会抑制重碳酸盐和蛋白质的基础分泌，妨碍食物的消化，影响营养精微的吸收。同时，还会给胃及十二指肠造成直接损害，使胃肠功能紊乱，胆汁分泌增加，进而造成腹部疼痛等症状。另外，身体在对食物积极消化、吸收的同时，对香烟烟雾的吸收能力也增强，吸进的有害物质也增加了。所以，可以这样说——饭后吸烟，祸害无边。

很多人都喜欢在喝酒时吸烟，认为朋友相聚，必须有好酒好烟，这样才有好的气氛，二者缺一不可。酒喝多了，点燃一支烟，细细品味，似乎乐处多多。但你可能有所不知，烟酒一起享用比单独喝酒或吸烟的毒害更大。因为这样酒精会溶解于烟焦油中，促使致癌物质转移到细胞膜内。有资料显示，口腔癌约有70%与喝酒和吸烟双管齐下有关联。最为严重的是，烟酒对胃黏膜的刺激很大，胃受到刺激后会出现较强的收缩、扩张等运动，这极容易造成胃出血或胃溃疡部位的穿孔，以致出现生命危险。因此，饮酒时吸烟实质上是在拿自己的健康和生命开玩笑。

　　还有的人喜欢一边排便一边吸烟，说自己"如厕吸烟，一带两便"。事实上，厕所里氨的浓度比其他地方高，氧的含量相对较低，烟草在低氧状况下会产生更多的二氧化硫和一氧化碳，连同厕所里的有毒气体以及细菌等大量被吸入肺中，对人体的危害极大。患有冠状动脉性心脏病或慢性支气管炎的病人在厕所里吸烟，可导致心绞痛、心肌梗死或气管炎的急性发作。

　　烟草主要由碳水化合物羧酸、色素、尼古丁、链烷烃、类脂物质等组成。吸烟时，香烟在不完全燃烧过程中发生一系列热分解与热合成的化学反应，形成大量新的物质，其中有害成分达 3 000 多种，其中主要有毒物质为尼古丁、烟焦油、一氧化碳。

　　焦油是由好几种物质混合成的物质，在肺中会浓缩成一种黏性物质；尼古丁是一种难闻、味苦、无色透明的油质液体，挥发性强，在空气中极易氧化成暗灰色，能迅速溶于水和酒精中，很容易通过口鼻支气管黏膜被机体吸收。人在吸烟时，烟卷中 20% 的尼古丁被人体吸入，对神经系统发生作用，能使心跳加快，血压升高；烟草中的一氧化碳能够促使动脉粥样硬化累积，降低红血球将氧输送到全身的能力，这是造成许多心脏疾病的原因。

　　尼古丁和焦油是致癌物质，所以吸烟较多的人易患肺癌、口腔癌、喉癌、食道癌和膀胱癌，还会导致慢性支气管炎、肺炎、心脏病、高血压的发生。可见，吸烟对身体百害而无一利。

　　因此，广大瘾君子不仅要注意吸烟的时间和场合，为了自己的健康考虑，还要戒烟。很多人视香烟为生命，宁可戒饭也不愿意戒烟。其实，戒烟哪有那么难。任何一个人，只要他具备理性，只要他爱自己也爱家人，就再也不会吸烟了。悟性高，说戒就戒；悟性低，千说万劝也不戒，但死神一露面，不用别人劝说自动也就戒了。

纵欲过度，波及后天脾胃

我们的性生活应加以节制，这也是人生的重要"养生之道"。纵欲会伤害我们的肾和脾胃，对此，一些享乐于"性"福生活的人更要有充分的认识。我们应当正确对待性生活，不可过度抑制，也不可过分放纵。

一位曾安全驾驶近十年的司机，某一天突然发生了一场车祸。法医的鉴定结论是：由于前夜酒后与妻子同房，恣意纵欲，导致房事过度，引发了视觉疲劳而闯祸。

稍有性生活体验的人大都有这样的感受，每次房事后都可能出现程度不等的眼睛胀痛、视物模糊、眼球转动不灵活等征候；持续时间因人而异，有的稍经休息就会恢复，有的则要持续一两天。一般来说，性生活越频繁，眼睛不适的程度也就越严重，持续时间也越长。为什么性生活与视力变化挂上了钩呢？原来，过性生活时，人的精力、思维高度集中，需要消耗一定的能量，而此时全身血管扩张，流向大脑的血液减少，眼睛的血液供应受到限制，出现一过性疲劳，其不适感便"应运而生"了。

和谐的性生活给人们带来心旷神怡的舒适感。但有的人为此不加节制，肆意放纵，不但每晚都要进行性生活，甚至中午、清晨还要重复性交，那就是纵欲了。实际上，纵欲过度不仅会引起眼部不适，还会伤害我们的先天之本和后天之本。老祖宗常告诫我们"纵欲伤身"，这句话是十分有道理的。

中医认为，房事不节最易伤肾，进而导致肾虚。国内一项临床研究证明，慢性（包括继发性）肾脏病的复发或加重确与性生活有密切的关系。肾是人体五脏的根，相当于国家的国库。我们必须善于藏精、藏气。而性生活过于频繁、没有节制，就会过度消耗人的精与气，当人体无法自然调节补充，输出大于输入时，我们的肾精则会亏损。主要表现为：面容憔悴、形体消瘦、精神萎靡、头重脚轻、虚汗淋漓、失眠多梦、腰腿痿弱等。

不仅如此，纵欲也会波及到我们后天的脾胃。这是因为肾气是身体的本原之气，如果肾气衰弱，那么脾胃就会因为失去了肾阳的温养而虚弱。如果身体本身存有病患的话，那么患者的病情就会加重。另外，人在泄精之后，体内的能量大量丧失，也会导致足阳明胃经的空虚亏乏。脾胃之气不足，所以人会变得食欲低下、吃饭不香，只有吃刺激性的食品（如麻辣烫、辣椒、烧烤等味道比较厚重的食物）才会感到嘴里有滋味，胃口才会变得好一点。

从中医角度来看，人的元气充沛，口中津液充盈，即使吃粗茶淡饭都会有滋有味，即使吃窝头喝米粥都会觉得香甜无比，这说明脾胃健运，中气充沛，消化能力强健。如果人的中气不足，脾胃之气衰败，人的食欲就会降低，即使是山珍海味摆在面前，也懒得动一下。常常纵欲的人，往往面色萎黄、口中干燥、没有津液、口臭，甚至唾液都是有臭味的，这都是脾胃之气大衰的表现。

现在很多年轻人下班时间很晚，匆匆吃过晚餐后已经九十点钟了，这时候再进行频繁的性生活，对脾胃也是一种莫大的伤害。《千金方》

里有一句话叫"饱食醉酒……皆不可合阴阳"，说的就是饱餐后不能过性生活。人在吃完饭后，身体会调动更多的气血帮助消化，这个时候分配给生殖器官的血液就要相对减少。若饱饭后"性致勃勃"，一次次进行性生活，气血在身体里就会被"哄抢"，无论参与的器官输赢结果如何，最后要将所有伤害"兜着走"的是身体。时间一长，身体就会出问题，就容易导致胃部不适、胃疼、胃胀等症状的出现。

同样，纵欲之后饱食也是不可取的。中医认为"已房勿饱"，这是因为，性生活是较为剧烈的运动，此时人体气血大部分集中在性器官上，纵欲之后立刻进食，脾胃就会因为缺少气血而无法正常履行运化、腐熟的功能，导致食物滞留于胃中，时间久了极易引发消化系统疾病。因此，如果在纵欲之后有饥饿感，不要立即大量进食，应稍作平静后再慢慢进食，吃个六七分饱就够了。

有的朋友会说，这也不行，那也不行，是不是不过性生活对身体最有益呢？不是的，我国古代房事养生学认为，性是人的天性，应该得到满足，而不应受到压抑。适度的性生活是人的权利，是夫妇情意洽美的纽带，也是身心健康的调节剂。我们在过性生活时，只要掌握一些原则和法度就可以了。

那么，什么才是正确的性生活呢？早在马王堆汉墓出土的帛书《养生方》中就明确提出，"圣人合男女必有则也"，这一思想自古被历代房事养生家所接受。《医心方·至理篇》引《素女经》指出："黄帝曰夫阴阳交接节度为之奈何？素女曰交接之道，故有形状，男致不衰，女除百病，心意娱乐，气力强，然不知行者，渐以衰退。欲知其道，在于定气、安心、和志，三气皆至，神明统归。不寒不热，不饥不饱，亭身立体，性必舒迟，浅内徐动，出入欲希，女快意，男盛不衰，以此为节。"意思是说，性生活有一定的节度，目的是使男方不致衰弱，女方能除百病，双方心情舒畅，气盛力强。但性生活节度的关键在于心情要安乐，情志要和谐，脏气要稳定，精神要专一，双方才性兴奋高涨，神和意感。交接时气候不宜过冷，也不宜过热，饮食不宜过饱，也不宜过饥，身体安定，情态舒展。性交时动作宜舒缓、轻徐，使女方感到情意快慰，男方的性欲未衰时适可而止。这就是性生活的节度，以保护和增进男女双方的身心健康为主要目的，是古代性养生的最高准则。

在性的问题上，人类和动物不同。人类不但有精神思想、伦理道德观念，还有坚强的意志和自我约束能力。性生活毕竟只是生活的一部分内容，而且是一小部分内容。我们应把注意力主要放在工作、学习和事业的追求上。认识并做到上述这些内容，一定能克服纵欲过度的恶习。

✚ 药物伤脾胃，服用前要三思

很多人不清楚自己的身体情况就乱吃药，本来是要治疗这个病，结果又把身体的其他器官给伤害了，堵住这里，堵不住那里。俗话说，"是药三分毒"。因此，我们在服用药物时，应咨询专业的医生。因为一些常识性的不懂，可能你的脾胃虚弱都是自己吃药给吃出来的。

古人云："是药三分毒"，但是当今不少人一得病就吃药，这是十分损伤胃气的做法。尤其是一些患有慢性疾病的人，由于长期服药，自认为是半个医生了，每当感觉不舒服时，不是到医院看病，而是凭感觉服药。比如头一痛就以为是感冒，夜里睡不好就认为是神经衰弱等，然后自己乱用药。这种做法很不科学，医院每年诊治的患者中，因自作主张导致服错药的不在少数。

大多数药物都有一定的毒性，毒性作用的性质各有不同，但一般是药物过量时药理作用的伸延。毒性作用可分为立即发生（即急性毒性）和延缓发生（即慢性毒性）。其损害可以是暂时的，也可以是永久性的。

滥服西药最常见的毒副反应当属胃肠的反应。一般来说，一些对胃肠道黏膜或迷走神经感受器有刺激作用的药物会引起恶心、呕吐等问题。比如硫酸亚铁、氨茶碱等会让人产生恶心、呕吐的症状，偶尔还会导致腹泻；而胍乙啶、普萘洛尔等药物会引起腹泻；阿司匹林、水杨酸钠、消炎痛等会诱发胃及十二指肠溃疡，进而导致出血。

有的人会觉得，既然西药副作用多，那么干脆吃中药好了，中药大多数源出于天然的动、植物和纯中药制剂，比化学药品的药性平和而安全，这样就不会发生药物毒副作用了。其实不然，如果任意滥用，乱役药石，同样会发生毒副作用。只是与化学药品相比，其毒副作用相对较少。

"少"不等于没有不良反应。中药同西药一样，作为治疗疾病的药物，本身就是双刃剑，用得适当能治病，使用不当同样会有危害。轻者表现为轻微的不良反应，重者可导致过敏反应，甚至危及生命。近年来，随着世界范围内回归自然的潮流，中医中药的国际化步伐随之加快，越来越多的人愿意使用天然的中药治疗各种疾病，中药已出口到130多个国家和地区。除了药用，在保健品、化妆品、饮料、食品中加

入中药的现象也越来越多。也正因为如此，中药的不良反应在国内外均呈上升趋势，据统计，可引起不良反应的中药材多达 200 余种。

其实，中药的毒副作用并非现代才有，历代中药文献对中药的毒性早有记载。我国最早的医学专著《黄帝内经》对如何用药十分讲究，将药分为大毒、常毒、小毒、无毒几种情况。治疗疾病要求大毒治病，十去其六；常毒治病，十去其七；小毒治病，十去其八；无毒治病，十去其九。

有的医家认为药物的偏性就是毒性，如明代医家张景岳在《类经》中说："药以治病，因毒为能，所谓毒者，以气味之有偏也。……是凡可辟邪安正者，均可称为毒药。"针对中药的毒副作用，古代中医学家在医疗实践中总结了"十八反、十九畏"的配伍禁忌和中药七情中"相反、相畏"等中药的配伍理论，通过配伍，可以减少毒性，增强疗效。不过这也不代表中药是可以擅自服用的。

在中药中，还有一些性寒、味苦的中药，如果长期使用，就可能会伤及脾胃。一般来讲，药物要辨析四气、五味、升降浮沉、有毒无毒等。"四气"是指寒、热、温、凉；"五味"是指辛、甘、酸、苦、咸，其中苦寒药多用于清热、泻火、解毒，但是久服易伤元气，容易损伤脾胃功能。比如日常服用的板蓝根，药性苦寒，属于清热解毒的药品，对于体质较强、易上火的人群疗效较好，但如果患者本身属于虚寒体质，面色发黄且经常拉肚子，则不宜久服，否则会因其苦寒伤胃，引起胃痛、怕冷、食欲不振等症。此外，市场上流行的减肥养颜类中药制剂大多含有大黄等药物，而大黄性味苦寒，更不宜久服，否则不但损伤脾胃，还可引发黑肠病、肾结石等病症。

因此，我们在用药前，一定要根据自己的身体情况辨证施治，进行整体调理，不要误服误用。有些中成药服用后胃有不适感，因此这类药品就需要饭后服用，且每服用1周，停药一两天，就可达到治疗而不伤胃的目的。对于体质偏虚寒的患者（如经常脾胃不和、容易腹泻、畏寒肢冷者），可用米汤送服寒性中药，因为米汤性味甘平，有益气、养阴、润燥的功能，可减少药物对脾胃的伤害。

瓜子虽香，不能嗑个没完

瓜子很香，很多人都是一把接一把地嗑，却不知道空气不断随着吞咽嚼碎的瓜子仁进入胃肠道，容易造成胃肠道内胀气，并会引起嗳气、腹胀、腹痛等腹部不适症状。如果一次性嗑的瓜子量太多，会消耗掉大量唾液和胃液，可造成味觉迟钝、食欲减退、消化不良，甚至引发胃痉挛。

笔者有一位小侄子，最喜欢一边"嘎嘣嘎嘣"嗑瓜子一边看电视，一上火就下楼买几罐凉茶了事。前阵子，他为了观看足球赛，还特地去超市买了4种不同口味的瓜子。没想到一天晚上，正当他美滋滋地嚼着瓜子看着足球赛时，突然感觉胃部一阵疼痛，到医院检查后才知道是胃痉挛，而罪魁祸首竟然是瓜子。小侄子很不理解，如果嗑瓜子对身体有伤害，最先伤害的应该是牙齿，为什么会胃疼呢？相信这也是大家的疑问，笔者现在就解答一下吧。

人在嗑瓜子时，会大量耗费唾液，而且这些唾液会黏附在瓜子壳上被吐出去而白白损失掉。唾液过多流失，会导致口腔溃疡、牙龈炎、龋齿、消化不良等病。而且，瓜子中几乎没有水分，又含有丰富的油脂，需要动用大量的胃液进行消化。这样一来，唾液、胃液都会因过量食用瓜子而大量亏损，形成了中医所说的"伤胃津"。中医与现代医学都认为，这种情况会造成味觉迟钝、食欲减退、消化不良，甚至引发结石、胃痉挛等。

除了伤胃津、胃痉挛、生结石之外，长期或过量吃瓜子会造成舌尖红肿、血疱、疼痛，还可能伤到口腔黏膜，影响正常进食，又会波及脾胃。更严重的是，如果瓜子反复摩擦划伤同一伤口，还可能形成永久性黏膜疤痕，时间久了，有可能发生恶变。

当然，我们不是说不能嗑瓜子，只是要讲究量的问题。如果食用量适当，嗑瓜子就能起到增强消化功能的作用。这是因为瓜子的香味刺激了舌头上的"味蕾"，使它呈现兴奋的状态，传至消化器官，促进唾液、胃液等的分泌，这无疑利于消食化滞。所以，饭前嗑瓜子能够促进食欲，饭后嗑瓜子能够帮助消化。我们在日常生活中，不必讳疾忌医，偶尔还是可以适量吃些瓜子。

如果你不小心一次吃了过量的瓜子，出现口干舌燥、津液不足等症状的话，还可以用嗑过的瓜子皮煮水喝。古书上就记载了这样一个故事：一位待字闺中的小姐生病了，人消瘦无力，被请来看病的大夫心想，莫非是未出阁之人患了相思之病，但望闻问切下来发现，这位小姐患的并不是"情志"方面的疾病。古时男女授受不亲，大夫没法看小姐的舌苔，正好旁边有人说，小姐几日来口干得厉害。口干说明津液不足，大夫在思虑津液枯干的原因时，恰好瞥见门下有堆瓜子壳。他恍然大悟，随即让人把那些瓜子壳收起来，给小姐熬水喝，说喝下去就好了。小姐的父亲摸不着头脑，就问大夫这是何故。大夫说："令嫒瓜子嗑多了，唾液流失，津液不足，导致脾胃难以运化食物，所以消瘦。消瘦又导致脾失健运，肾虚而不足，津液稀少。瓜子壳上有小姐的唾液，熬水喝下去，就可以把流失的唾液补回来了。"

可以看出，我们的唾液是非常宝贵的。所以，爱嗑瓜子的朋友吃瓜子时最好用手剥壳，这样就不会有唾液白白地流失了。另外还要节制一下，不能一次吃太多瓜子。

✚ 无节制酗酒，会让脾胃"很受伤"

　　很多人都嗜酒成性，他们喜欢喝醉后飘飘然的感觉，仿佛进入了宠辱皆忘的高等境界。其实，酒精是一种很可怕的东西，既能溶于水，也能溶于油，在人体内如鱼得水，几乎没有到不了的地方，尤其对肝、脾、胃这几个人体"硬件"损害非常严重。因此，我们应少喝酒，或干脆不喝为妙。

千百年来，酒就是人们的"饮料"。因为酒不仅有独特的口感，而且适量饮酒后还会令人心情舒畅、忘却烦恼、全身放松、减轻疲劳、振奋精神、产生灵感。因此，发展到今天，酒已经成为世界各国人们喜爱的饮品之一。

我国是个文明古国，造酒、喝酒的历史已经有几千年了。每当逢年过节时，家人团聚总离不开酒，民间甚至有"无酒不成宴"的说法；平时工作应酬也少不了酒；更有甚者，当工作不顺利或失学、失恋、失业时，便借酒消愁，结果却是"借酒消愁愁更愁"。

酗酒会给人的身体带来极大的伤害。《黄帝内经》认为，酒为水谷之精，熟谷之液，其气凶悍，所以入于胃后，先从卫气行于皮肤而使络脉充盈，而经脉和络脉不能同时得到充盈，所以就形成了络脉盈而经脉亏的局面。而脾主胃，脾胃不开，自然津液不行。因此，如果长期饮酒，则酒性热，热则伤阴，所以人会出现阴虚。人一旦阴虚，阳气就会乘机进犯胃，胃不和，又水谷精气无以化生，则会出现虚衰的体象。精气虚衰，四肢就得不到滋养，如果再加上醉饱入房的话，则脾肾俱伤。脾伤了，身体机能就得不到运化；肾虚了，则没有精气可以滋养脾。久而久之，酒食之气就会举而不散，引起全身发热，所以，喝酒的人常伴有手脚发热的表象。

古人早就发现了这个问题。陶渊明作为一代文豪，对自己的几个孩子非常失望，指出："阿舒已二八，懒惰故无匹。阿宣行志学，而不爱文术。雍端年十三，不识六与七。通子垂九龄，但觅梨与栗……"他后来总结原因说："后代之鲁钝，盖缘于杯中物所贻害"，不难看出他的自责之意。

笔者身边也有酗酒的例子。笔者有个远房亲戚，今年40多岁，事业上小有成就，顿顿吃香的喝辣的。笔者第一次见他时，他已有20多年的酒龄，并出现了酒精性肝病的特征——肝脾肿大。笔者劝他马上戒酒，他说自己身不由己，生意上应酬太多，没酒助阵办不成业务，拉不来客户。接下来的日子里，他仍然是我行我素。1年之后，当笔者再次见到他时，他已病入膏肓，出现了黄疸和大量腹水，生命进入了倒计时。

酒精是一种很可怕的东西，既能溶于水，也能溶于油，在人体内如鱼得水，几乎没有到不了的地方，尤其对肝、脾、胃这几个人体"硬件"的损害非常严重。酒精需要肝来分解、疏泄，醉酒的时候，肝的任务加重。其次，脾胃是消化吸收器官，也免不了要受其害。

因此，为了身体健康，酒还是少喝或不喝为妙。在一定的场合不得不喝的时候，一定不要空腹喝酒，因为空腹喝酒会损伤胃黏膜。在喝酒前要吃一些东西，最好是豆制品、新鲜蔬菜、瘦肉等。当然，我们不能因为有了这些食物的帮忙就放开肚子猛喝，任何药的药力都是有限的，这种方法只能在万不得已的时候用一用，平时还是要靠我们自己来控制饮酒量。

那么，怎样喝酒才有节制呢？这就是孔子所说的"唯酒无量，不及乱"。喝酒没有特别规定，底线是绝对不要喝醉。看似简单的 7 个字，做起来却很难，所以旧小说里有一句话叫作"饮酒不醉为最高"。最高往往是最难的，一般人只能体会到醉的境界，体会不到圣人不醉的境界。

这里推荐一个比较安全的饮酒标准：健康人每日喝下去的纯酒精不宜超过 15 克，其中白酒度数高，容易过量，一般低度的不能超过 2 两，中度的不能超过 1 两，而烈性酒最好不要超过 25 毫升。把握好这些量，就可以有效地促进身体健康，而不至于饮酒过度了。

生活不可太劳累，小心脾虚找上门

> 为了某些工作目标不看病、不检查、不休假、不睡觉，带病坚持工作的奉献精神是不可取的，太累了应该多休息。过度劳倦会伤及脾，脾受伤而先病，便不能为胃传输运送水谷精微，胃也会紧跟着生病。脾与胃生病的先后虽有可能不一样，但受邪的病机都是一样的。

浑身乏力、睡眠不稳、记忆力减退、经常头痛、腰酸背痛、食欲不振、视觉紊乱、关节疼痛、打不起精神、情绪易怒，怎么休息都缓不过来，可能你也有这些恼人的症状，而且，每当上医院检查，却什么病都查不出来。这究竟是怎么回事儿？其实，这些都是现代人普遍存在的"亚健康"信号。它们提醒你，你的机体已经超过正常负荷，应该立即进行调整和休息。

偶尔的疲劳并不碍事，但长期的积劳成疾造成的后果就不堪设想。上海市某法院曾开庭审理了一起"过劳死"的案件。死者名为唐英，今年才56岁，是一家粮油店的工人。自从1998年1月起，粮店让他连续上夜班，每天下午5点离家去上班，负责营业员、勤杂的工作，一直忙到半夜，睡3小时后，他又要骑车到处送面条，早晨8点后，他要回到店里营业，工作直到11点半下班，下午1点回到家，休息不到4小时，5点又要去上班。每周日他只能多休息5小时。就这样，他为了保住这份工作，一直坚持干了 8 个月，最后无声无息地死在值夜班的粮店里。法医鉴定为"机体功能失代偿而衰竭死亡"。

在我们的身边，"能者多劳"的现象非常普遍，由于竞争日益激烈，人们的生活与劳动节奏加快、紧张度增强，特别是脑力劳动者，紧张程度和所遭到的影响更为明显。所以最后的结果是"能人"们的事业有了起色，生活水平有了飞跃，身体状况却接连不断地下滑。一般来讲，他们在发病前都会有短暂的胸前区剧烈疼痛，这是心绞痛的典型症状，或是觉得咽部哽噎不适，吞东西费力，还有人会伴有出汗。最常见的预兆是浑身无力、胸闷，但大多数人都不会把这些当回事儿，自以为休息一下就会好。如果一个人长期处于精疲力竭的状态，由于积重难返，容易引发身体潜在的疾病急性恶化，救治不及时而危及生命。笔者的话绝对不是骇人听闻，事例中的唐英已经为大家敲响了警钟。

中医认为，过度劳累，不管是由脑力劳动还是由体力劳动引起的劳倦，都会对脾胃养生不利。《脾胃论·脾胃盛衰论》中记载："劳倦则脾先病，不能为胃行气而后病。其所生病之先后虽异，所受邪则一也。"可见，过度劳倦首先伤害的就是脾，脾虚则无法为胃传输运送水谷精微，胃随后就会生病。二者生病的顺序虽然不一样，但受邪的病机都是相同的。

一个人过用体力，会出现中气受损、脾胃功能减退、胸闷气短、浑身无力、不爱说话、胃纳减退、胃脘部有重坠感的症状。同样，一个人过度用脑，也会耗气伤脾。生活中，有一些年轻人喜欢在晚上加班工作或伏案看书，这样会使脾胃运化迟滞，消化功能紊乱，出现头昏脑涨、记忆力下降、脘腹痞满、不爱吃东西、消化不良等症状。此外，过度劳累，无论是脑力劳动引起还是体力劳动引起，对于脾胃虚弱的人来说，都有可能会加重病情。因此，不管是工作还是娱乐，我们都应该做到劳逸结合。

中医历来提倡适度劳作与休息并重。《黄帝内经·素问·宣明五气篇》中提出："久视伤血，久卧伤气，久坐伤肉，久立伤骨，久行伤筋，是谓五劳所伤。"说明由五劳而引发的五伤是中医学养生之大忌。这一点对于过度负荷的年轻人来说特别重要。长期疲劳，过度负荷，18 小时、24 小时连续工作的脑力劳动者，长时间伏案，精神高度集中，渐渐积淀成一层又一层的潜在致病因素，致使很多人因劳累而疾病缠身。

正确处理劳逸之间的关系，对于养生保健起着重要作用。宋朝诗人黄庭坚说过："人生政自无闲暇，忙里偷闲得几回。"这就告诉人们，人生是忙碌的，所以要学会忙里偷闲。忙里偷闲既符合文武之道，也符合自然规律。自然界都有忙里偷闲的规律：春夏生机勃发，万物生长，到处燕舞蝶飞；秋冬收敛萧索，万物沉寂，处于休眠状态。人本身也是属于自然的一部分，所以人生不可不懂休闲，不可没有休闲。既然大多数人抽不出太多时间休闲，就只能劳逸结合，让紧绷的弦放松，给滚烫的机器降温，为新的冲刺加油，总之，劳逸结合的好处是无穷的。

不过，劳与逸的形式多种多样，并且劳与逸的概念又具有相对性，应当根据个人的具体情况进行合理安排。比如体力工作者，由于受工种、工序、场所等的限制，选择劳动条件的机会较少，但仍要注意劳动强度轻重相宜。应根据体力量力而行，选择适当的内容，轻重搭配进行。更重要的是应安排好业余生活，使自己的精力、体力、心理等得到充分恢复和发展；至于脑力劳动者，可进行一些体育锻炼，使机体各部位得到充分、有效的运动。脑力劳动者还可从事美化庭院活动，在庭院内种植一些花草树木，并可结合美妙的场景吟诗作画，陶冶情趣，这非常有利于身心健康，延年益寿。

要做到劳逸结合，还要注意多样化的休息方式。休息可分为静式休息和动式休息，静式休息主要指睡眠，动式休息主要是指人体活动，可根据不同爱好自行选择不同形式，如听相声、听音乐、聊天、看戏、下棋、散步、观景、赋诗作画、打太极拳等。总之，动静结合，寓静于动，既达到休息目的，又起到娱乐效果，不仅使人体消除疲劳，精力充沛，还能使生活充满乐趣。

✚ 饱餐后不睡觉，胃不和则卧不安

> 关于脾胃与睡眠的关系，我国传统医学文献早有"胃不和则卧不安"的记载。饱餐后就睡觉易影响消化，并妨碍脾胃化生气血，使人体受化无门，又会令脾胃气衰，影响睡眠，使身体状况出现恶性循环。因此，人在饱餐后不宜躺卧或睡觉。

半夜睡不踏实、反复起夜、起床后浑身难受、越到晚上越精神……如果你的睡眠正在遭遇这些"不幸"，不妨检视一下自己的饮食习惯。比如是否晚餐吃得太晚，是否吃完饭就倒头睡觉，是否患有脾胃疾病……也许从这方面入手，能起到意想不到的效果。

关于脾胃与睡眠的关系，我国传统医学文献早有"胃不和则卧不安"的记载。《黄帝内经·素问·逆调论》中言："阳明者，胃脉也，胃者，六腑之海，其气亦下行，阳明逆不得从其道，故不得卧也。"《下经》中说："胃不和则卧不安。"

胃不和，顾名思义，是指胃病和胃肠不适。卧不安，就是睡眠障碍，表现为入睡困难、睡眠不深、易惊醒、醒后不易入睡、夜卧多梦、早醒、醒后感到疲乏或缺乏清醒感等。也就是说，如果肠胃总是犯小毛病，不是疼就是胀，人就很难睡个好觉。

有学者对患有慢性胃炎、肠炎、胃溃疡、胃及十二指肠溃疡的患者群做过调查，大部分患者晚上不易入睡，睡后易醒，睡眠时间少于 4 小时。几乎所有的患者都出现睡眠不踏实、多梦、难入眠、起床后乏力、头昏、记忆力差等情况。可见，"胃不和"的确与睡眠障碍有着密切的关系。

现代人由于工作繁忙，每天下班回家披星戴月，还有一些人经常要上夜班，为了能保证充足的睡眠时间，常常是晚饭过后就上床休息，长此以往，就会造成机体部分状态不平稳，使胃肠因过度劳累而衰弱，运作变慢，营养无法被及时吸收和利用，令各脏腑、肌肉组织失去濡养，进一步导致脾胃虚弱。

另外，人在餐后胃肠比较充盈，如果立刻躺下，就会对周围其他器官造成压迫，这些器官会将被压迫的讯息连同胃肠紧张工作的讯息传输给大脑，使大脑变得活跃，进而对大脑皮质其他部位造成影响，引起夜梦频繁，易造成疲劳感，久而久之，人们便与神经衰弱等症建立了关系。

因此，当你再遇到失眠、多梦等问题时，最好不要擅自服用一些安眠药和养神药。这些药物可能暂时起到改善失眠与神经衰弱的作用，但是治标不治本。要想解决睡眠障碍，我们要先从调理脾胃入手。特别是已经确诊有胃炎、肠炎、胃溃疡、胃及十二指肠溃疡等消化系统疾病的人群；有慢性胃病病史，经过一段时间治疗还没有痊愈的人群；或者还没有做过相关检查，没有明确病情，但是经常感觉胃部不适的人群，都应该意识到是胃病导致了睡眠障碍，可以去看消化科医生，通过治疗胃病缓解失眠，往往能收到意想不到的效果。

那么，怎样改善睡眠差的现状呢？要想提高睡眠质量，我们就要注意饮食习惯，晚饭不宜吃得过饱，更不可以吃完饭倒头就睡。《彭祖摄生养性论》中说："饱食偃卧，则气伤。"《抱朴子·极言》中也说："饱食即卧，伤也。"民间还有俗语："早饭宜饱，午饭宜好，晚饭宜少。"这些说法都比较符合养生学思想。

如果晚饭吃得过饱，或者是在睡觉前又吃些零食，食物得不到消化就上床睡觉，肯定会增加胃肠的负担，容易导致卧在床上辗转反侧，难以入睡。很多人担心吃过晚饭后会影响正常睡眠，就干脆把晚饭省去，这种做法更不可取。不吃晚饭，又饥又渴，岂不是更加难以入睡？善养生者务必做到，晚饭宜少而不可不吃、不喝。

一般来说，晚餐要掌握"七七原则"，也就是尽量七点以前吃饭，晚餐只吃七分饱。而且，菜品要保持清淡，尽量不吃豆类、青椒、南瓜等胀气食物，以及辣椒、大蒜、洋葱等刺激肠胃的辛辣食物或者一些生冷食物。另外，鸡、鸭、鱼、肉等油腻的食物也不宜摄入过多，这些食物会影响胃肠道对食物的消化吸收。如果晚餐已摄入了比较多的肥甘厚味，可以在进餐后适当活动一下，如散步、做家务活等，以促进食物的消化与吸收。也可以把睡眠时间稍推迟一点，这样有利于提高睡眠质量。

对于肠胃本身就不好的人来说，平时应多喝麦芽粥。这是一款健胃消食汤饮，做法非常简单：取麦芽 30 克，洗净，除去杂质，放入炖杯内，加入适量清水，把炖杯置于武火上烧沸，再用文火煮 25 分钟，除去麦芽，过滤，加入白糖拌匀即成。熬汤的时候再放点鸡胗进去，对脾胃不和、消化不良的人非常有益。

睡眠不好的人还可以去中药房买点菖蒲，对于改善失眠也很有效。

菖蒲是我国传统文化中可防疫驱邪的灵草，与兰花、水仙、菊花并称为"花草四雅"。中医认为，菖蒲能够治疗头痛、头晕引起的失眠等症。我们可以用菖蒲泡水喝，也可以用菖蒲叶自己做一个菖蒲袋，睡觉时放在枕头边，只要不是顽固的失眠症状，都可以得到一定程度的缓解。如果把菖蒲的根、茎切成小片，放在小布袋中，然后装在上衣的口袋里，还能够起到提神、缓解神经衰弱的作用。

只要能够按照以上方式去安排晚餐及就寝时间，养成规律的饮食习惯，睡眠质量将得到显著改善。

 # 正确喝水，脾胃健康无忧

"每天8杯水"有益健康的概念已被大多数人知晓，我们除了充分补水外，还应当注意喝水的方法。脾主运化水湿，水液对其非常重要。最科学的喝水方式是多次、小口饮用，不可狂饮，否则会损伤脾胃，导致水湿内停，引起胃脘胀满、肿胀喘满等症。

水是生命的源泉，人们每天都要喝水，不过，喝水这件看起来似乎平常的事，其中却蕴含了许多学问。怎么喝才能达到保养脾胃的效果？这是有讲究的。下面就说说喝水常见的误区，为了健康，大家不妨自我约束一下。

在日常生活中，很多人往往都是感到口渴时才想起喝水，而且往往是大口豪饮，这种做法对人体健康有害无益。科学研究发现，当人体流失体重2％的水分时，人才会感到口渴，事实上，此时人体细胞已经脱水，中枢神经才发出要求补水的信号——也就是"渴"，所以等到口渴才去喝水，无异于土地龟裂时才去灌溉，是不利身体健康的。

怎么判断自己需要喝水呢？我们可以根据自己尿液的颜色来判断。一般来说，人的尿液为淡黄色，如果颜色太浅，则可能是水喝得过多，如果颜色偏深，则表示需要多补充一些水了。当然，最好的方式是"未渴先饮"，将水放在触手可及的地方，不管自己渴不渴，每隔1小时就喝上一杯，养成规律性饮水的习惯。

有些人喝水时又急又快，常常一口气把整杯水灌进肚里，这种习惯是有损脾胃的，需要及时更正。喝水太快、太急，会无形中把很多空气一起吞咽下去，造成胃肠负担过重，进而引起打嗝、腹胀、腹痛等症。对于脾胃本来就不是很好的人，平常喝水更应该避免这种方式。

喝水太急不仅加重了脾胃的工作量，还会为心脏带来麻烦。我们知道，心脏要通过收缩把血液送到全身，再通过舒张把血液运回来，就像一个泵一样，如果这个"泵"本身基础不太好，或者已经出现问题，这时如果让水分一下子涌入血管，就给心脏增添了负担，心脏很容易"罢工"，导致血排不出去，堆积在肺部，呼吸困难、急性心衰等危险也会随之而来。

笔者身边就有这样的例子。一位大娘每隔一段时间就会犯一次心衰，她来看急诊时，我们采取许多急救手段让她缓解，可每次给她治好回家后，隔一段时间，这位大娘又会因心衰症状来看急诊。等到她第四次来时，我们注意到了一个问题，就是这位大娘喝水时又快又急。当时天气炎热，她随身携带了一瓶矿泉水，一口气将半瓶水一饮而尽。其实，问题就出在这里。短时间内喝了几十毫升水，很容易引起急性心衰。笔者教给这位大娘正确的喝水方法，让她再喝水时先将水含在口中，一口一口慢慢咽下。她回去照做，果然，她再也没来医院看过急诊。希望这个事例为大家敲响警钟，我们在喝水时，一定要注意"量"和"速"。

很多人在洗澡、运动之后觉得口渴难忍，于是会端起杯子一饮而尽，这种方式也是有损脾胃的。因为人在活动过后，血液多集中在肌体肌肉、呼吸系统中，消化器官的血液相对较少，胃肠血管处于收缩状态，虽然这是暂时的，但还是需要一个恢复过程。如果此时一次性大量饮水，水分积聚在胃肠道里，会导致肚子发胀，影响消化。另外，活动后大量饮水还会稀释胃液，使脾胃运化功能失常，水湿内停，引起胃脘胀满、肿胀喘满。久而久之，还可能化湿生痰，生成痰饮之证。

我们最好在剧烈活动后静待几分钟，等心脏跳动稍微平稳后，再接着小口小口地喝些温开水。喝水时，尽量保持速度平缓，喝水的频率要与心跳频率接近，再间歇地分多次喝。这样，才能使心脏有规律、平稳地吸收体内的水分。

人在睡前小口喝点水，睡后起来多喝水，才是正确饮水的原则。当人熟睡时，由于体内水分丢失，造成血液中水分减少，血液黏稠度会变高。临睡前小口抿上两口水，可以降低血液黏稠度，从而降低患脑血栓的风险。而经过一个晚上的睡眠，人体流失的水分约有450毫升，早上起来需要及时补充，因此，早上起床后空腹、小口喝一杯水有益于血液循环，也能促进大脑清醒，使这一天的思维清晰敏捷。

总而言之，水之于身体，就好像氧气般重要。给身体喝水，是保健脾胃的不二法门。给身体喝水，也是延年益寿的基本原则。为了健康，我们日常生活中应切记饮水之道。

要纠正脾胃虚弱，除了用药治疗、加强饮食保健以外，还可以利用运动辅助治疗。运动能改善腹腔血液循环，帮助消化，缓解炎症的进程，从而达到增强脾胃功能、促进其康复的效果。运动的种类很多，大家应挑选适合自己身体状况的运动并坚持进行，一些脾胃疾病就会慢慢减轻，甚至消失。

第六章

运动健身不可少，男女老幼脾胃康

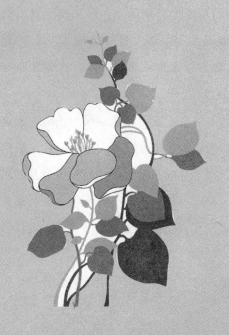

锻炼肌肉，多做下蹲运动

　　肌肉锻炼不仅能使肌肉粗壮有力，收缩得更快速、更持久，而且对人体的呼吸、心脏、神经等功能都有增强作用，有助于提高对疾病的抵抗力，尤其对脾来说非常有益处。中医认为，脾是血的统领，而又主肌肉，所以如果肌肉变强健了，人的血液循环会更加顺畅，脾的功能也相应加强。

　　相信大家都知道，肝脏是人体最大的器官，却不是最重的器官。它只占人体重量的 1/60，约为 1 千克。相比较而言，皮肤可以说是"比肝脏还要大的器官"，因为它的重量约有 3 千克。而比皮肤更大的器官就是肌肉了，肌肉占男性体重的 45％，占女性体重的 36％，无疑是人体"最大的器官"。仅从重量所占的比例可知，肌肉对人体健康有着巨大的影响。

　　现代医学研究证明，人体能够直立行走、能够运动手脚、能够说话微笑，这些动作全都是通过肌肉的运动来完成的。不仅如此，肌肉每时每刻还要辅助心脏工作。心脏向全身输送血液，又具有从全身的末梢把血液吸引回来的功能。可是，只有拳头大小的心脏为什么会有那么大的力量呢？实际上，是肌肉的运动帮助心脏完成了这一功能。也可以说，肌肉能够提供使心脏发动的"燃料"。

　　肌肉一运动，也就是收缩和舒张，在肌肉中走行的血管同样也进行收缩和舒张运动。这种肌肉的运动，使血流状态变得更好，促进了心脏的运动。反过来看，如果人的肌肉不动，变得松弛，全身的血流就不能充分、顺利地流动，心脏将会承受更大的负担。国外一位心脏病学家在一次座谈会上说："在考虑心脏手术之前，我总是先摸一下病人的大腿，如果大腿是坚实的，我就知道在割开病人身体的时候会发现一颗强壮的心。如果大腿是松弛的，心脏也会一样，那病人就有问题了。"

人在终日站立或静坐时，就会产生下肢浮肿的症状。《三国志》和《三国演义》里都有这样一段故事：刘备与刘表一起吃饭，中途上了趟厕所。刘备发现自己大腿上的肉松松垮垮的，就忍不住大哭了起来。回去落座以后，刘表就问："你哭什么呀？"刘备就说："以前我南征北战的时候，大腿上的肉都很结实，现在很久不骑战马，腿上的肉又松又垮，天下大业还没着落，这怎能让我不难过呢？"这段典故后来就叫"髀肉复生"，髀，就是大腿的意思，骑过马的人都知道，如果大腿上（尤其是大腿的内侧）的肉比较多，腿很容易被磨破，骑得时间久了，锻炼得多了，肉就会紧致，也就不会再被磨破了。

后世有人称赞刘备说："曹公屈指从头数：天下英雄独使君。髀肉复生犹感叹，争教寰宇不三分？"古代的人连腿上长点肉都要哭半天，像诗里写的这样，如果对自己身体的肌肉结实不结实都如此关心，那么获得天下还有什么可担心的呢？这当然是从战争的角度考虑的，但是我们也可以换个角度，如果能像刘备这样时刻关注自己的肌肉，注意锻炼，那么个人健康就不成问题了。

肌肉锻炼不仅能使肌肉粗壮有力，收缩得更快速、更持久，而且对人体的呼吸、心脏、神经等功能都有增强作用，有助于提高人对疾病的抵抗力，尤其对脾来说非常有益处。中医认为，脾是血的统领，而又主肌肉，所以如果肌肉强健了，血液量会增加，并且血流会更加顺畅，脾的功能也得以加强。

我们需要做什么运动锻炼肌肉呢？其实生活中有很多小运动都可以达到锻炼肌肉的目的。比如做广播体操，可以使全身各部分的肌肉关节都得到适当的运动，并且对消除肌肉疲劳也很有好处。此外，跑步、太极拳、瑜伽、练习哑铃等运动，都是可行的锻炼肌肉的运动。

对于繁忙的现代人来说，空闲时还可以做一做下蹲运动。下蹲运动能在短时间内锻炼下肢、腰、臀及后背中部的肌肉，而且不限制场地和时间，我们能随时随地进行。

下蹲运动的做法是：将两手交叉于脑后，两腿直立，间距与肩同宽，或再稍放宽些。深吸气的同时，做坐下姿势，然后，一边呼气一边站起来。这个动作每天反复练习 10～20 次，天长日久，我们的肌肉就会变得结实丰满、健美有力了。

✚ 勤动脚趾，对脾胃也是一种补养

脾胃不好的人可以多动动脚趾，相当于按摩脾、胃二经。上班时，边工作边用脚趾抓地、抓鞋底，每次抓 5 分钟；或者在洗脚盆里放一些椭圆形、大小适中的鹅卵石，边泡脚边用脚趾抓石头，对于脾胃来说都是一种有效的"补养"。

脾胃是人体纳运食物及生化气血最重要的脏腑，脾胃虚弱的人有腹胀、腹泻、不思饮食、失眠、多梦等症状，除了食疗，如果能经常活动脚趾，可以使体内气血通畅、阴阳平衡、扶正祛邪。换言之，动脚趾这种看似简单的小运动，对调养脾胃有意想不到的作用。

其实，这个观点在祖国传统医学中很早就有论述。它以阴阳五行学说为核心，运用脏腑经络学说的观点，解读了脚趾与人体各脏腑之间的关系。

中医认为，人体的各脚趾都与脏腑相通：肺、大肠属金，对应大趾；脾、胃属土，对应二趾；心、小肠属火，对应三趾；肝、胆属木，对应四趾；肾、膀胱属水，对应五趾。

脚趾位于人体的末端，远离心脏，致使足尖部的血液循环较差，新陈代谢的产物容易淤积下来，久而久之造成足趾产生病理改变。若能在闲暇时勤动脚趾，则可以通过经络的作用反馈到相应的脏腑器官，进而起到保养脏腑的作用。

另外，《素问·太阴阳明论》中记载："四肢皆禀气于胃，而不得至经，必因于脾，乃得禀也。"说明脾主四肢，脾胃之气将水谷精微输送至四肢，才能使四肢正常发挥生理活动。所以平时多动动脚趾可以促进经气运行，反作用于人体脾胃，使脾胃的功能增强。

胃肠功能较弱的人，不妨经常锻炼脚趾。活动脚趾最简单、最常见、最有效的方法就是用脚趾抓地，即采取站或坐的姿势，将双脚放平，紧贴地面，与肩同宽，连续做 60～90 次用脚趾抓地的动作。两只脚可分别进行，也可同时进行。在做此动作时最好光脚，或穿柔软的平底鞋，每日可重复进行多次。

你也可以每天抽一点时间，练习用二趾和三趾夹东西。比如在每天泡脚时，不妨在脚盆里放一些椭圆形、大小适中的鹅卵石或其他物体。在泡脚的同时，练习用二趾、三趾反复夹取这些鹅卵石。温水泡脚有利于疏通经络，脚趾夹取鹅卵石可刺激胃经上的穴位，坚持练习，对胃病患者大有好处。持之以恒，你的胃肠功能就会逐渐增强。

对于长期坐办公室、缺乏运动的白领来说，在办公疲劳时不妨去走廊活动活动。如何活动呢？试试踮着脚尖站 10 分钟左右，这个动作能促进脚趾的血液循环，保障人体经络顺畅运行，对脾胃起到一定的保健作用。需要注意的是，在踮脚尖时要尽可能地把脚踮得高一些，这样效果才会好。

消化不良同时伴有口臭、便秘的朋友，最好每天对脚趾进行按摩。在二趾、三趾的趾缝间有一个内庭穴，按摩这个穴位可以达到泻胃火的目的，对于脾胃虚弱、腹泻、受凉或进食生冷食物后胃痛加重的患者也有一定疗效。

按完内庭穴，还可以顺手将小腿从上到下依次按摩一番。因为小腿上集中了不少消化系统的穴位，比如在小腿内侧有调理脾经、肝经、肾经的足三阴（即足太阴脾经、足厥阴肝经、足少阴肾经），在小腿外侧有调理胃经、膀胱经、胆经的足三阳（即足阳明胃经、足太阳膀胱经、足少阳胆经）。每天按完脚趾后，顺便按按这些经络，都能起到健脾养胃的作用。

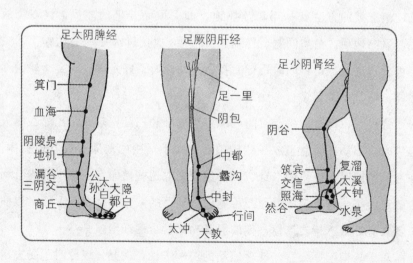

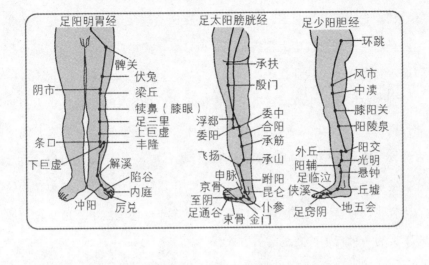

足阳明胃经　　　　足太阳膀胱经　　　足少阳胆经

足阳明胃经：髀关 伏兔 梁丘 犊鼻（膝眼）足三里 上巨虚 丰隆 解溪 陷谷 内庭 厉兑 冲阳 下巨虚 条口 阴市

足太阳膀胱经：承扶 殷门 委中 合阳 委阳 浮郄 承筋 承山 飞扬 跗阳 昆仑 仆参 申脉 京骨 束骨 金门 足通谷 至阴

足少阳胆经：环跳 风市 中渎 膝阳关 阳陵泉 阳交 光明 悬钟 丘墟 地五会 足窍阴 足临泣 侠溪 外丘 阳辅

✚ 摩腹走一走，活到九十九

现代医学研究表明，边摩腹边散步对脾胃是一种良性刺激。这个运动不仅简便易学，而且行之有效。饭后 1 小时，一边按摩一边散步，非常有利于食物的消化，可增加胃肠等脏器消化液的分泌。长此以往，可以通和上下，分理阴阳，去旧生新，充实五脏，驱外感之诸邪，清内生之百症。

饭前洗手，饭前吃水果，饭前喝汤，饭前……现在人们对饭前的很多注意事项记得很准确，可往往忽略了饭后该注意的事情。大多数人吃完饭（特别是晚餐），就坐在沙发上看电视、看书、看报纸。更有人

"晕饭"，吃饭就开始犯困，饭后马上躺在床上睡大觉。饭后做这些确实让人舒适，但却让健康大打折扣，日积月累，疾病就会找上门。那么我们饭后究竟应该做些什么呢？

古人在饭后养生方面有很多地方值得我们学习。唐代大医学家孙思邈曾说："中食后，以手摩腹，行一二百步，缓缓行。食毕摩腹，能除百病。"《摄养枕中方》中记载："食止行数百步，大益人。"说的是食后宜缓慢步行，有助于促进胃肠蠕动，有助于胃肠消化液的分泌和食物的消化吸收，有益于人体健康。可见，在诸多养生保健法中，边摩腹边散步不失为一种保养脾胃的有效方式。

中医认为，腹部为"五脏六腑之宫城，阴阳气血之发源"，脾胃为人体的后天之本，胃所受纳的水谷精微能维持人体正常的生理功能。脾胃又是人体气机升降的枢纽，只有升清降浊，方能气化正常。饭后一边按摩一边散步，对脾胃形成一种良性刺激，非常有助于食物的消化，可增加胃肠等脏器消化液的分泌。长此以往，可以起到升清降浊、去旧纳新、促进排泄、消除便秘的作用。

通过摩腹散步，我们还能有效地减掉腹部赘肉。现在很多人的腰部积蓄着大量脂肪，就像自带着一个"游泳圈"。中医认为，这是脾的运化失常所致。水谷精微不能很好地输布全身，致使痰、水、湿淤积在腹部，因此脾气虚是小腹肥胖的主因。摩腹散步可以有效刺激腹部和脚掌的穴位，达到调节脾胃功能的作用，使人体水湿代谢平衡，水谷津液得以输布，进而消除痰、湿的淤积，告别腹部的"游泳圈"。

那么，如何进行摩腹散步呢？摩腹散步简便易行，先将右手掌心置于上腹部，再将左手覆于右手背上。每走一步，就轻轻按摩腹部一周，以肚脐为中心，先顺时针方向，再逆时针方向。运动时应该让全身自然放松，去掉杂念，保持一种洒脱、休闲的心态，同时还应配合均匀呼吸，意守丹田，这样不仅可以引气至脾胃，提升脾胃之气，还可以增强健身效果。长期坚持，对慢性胃肠疾病、肾病都有预防和辅助治疗的作用。

有些人急于求成，按摩时力度过猛，散步的速度也太快；还有些人刚刚吃完饭就进行摩腹散步，这些都是不正确的方式。锻炼应根据个人的身体状况量力而行，一般而言，刚开始进行摩腹散步，以小强度、慢速度为宜，而且时间应该在饭后 1 小时左右，待胃中的食物消化差不多后再运动。

值得注意的是，有腹部肿瘤、急性炎症和腹部疼痛的人及中年女性例假期间不宜进行此项运动；患有严重心脑血管疾病的人也不宜餐后摩腹散步，哪怕是缓慢的散步也不行。因为饭后胃肠活动增加，胃肠部的血流加快，脑部的血流相应减少，摩腹散步对心脑血管病人来说是非常危险的。

✚ 走路也有新花样，扭着走路益胃肠

每个人的走路方式都不一样，但你一定不知道，一个人走路的方式其实和健康也有着很大的关联。如果你采用特定的方式走路，对一些疾病能起到预防和辅助治疗的效果。对于脾胃来说，扭着走路是一种非常有效的保健方式。

胃肠在生命活动中扮演着重要的角色，它为人体摄取营养、排出糟

粗。近年来，随着生活水平的提高，人们的膳食结构发生了巨大的变化，由于吃得过精、过细、肉食摄入过多，许多人都受到便秘的困扰。长期便秘不仅会引发肠道疾病，还会使人皮肤暗黄、情绪不稳。如果你常常便秘，不妨在走路上花点心思，试着扭着走路，这种"肠道体操"可以帮助你的胃肠提高蠕动能力。

中医认为，人的腹部经络发达，借助外力刺激经络有助于调整身体的功能。而扭动身体就好比对腹腔进行按摩，借助腰腹和髋部的转动刺激经络、加强内脏功能，特别是促进肠胃的蠕动，加速营养的吸收和毒素的排出。而且，扭着走的方式还能有效防止便秘的产生，从而也就降低了直肠癌的发病几率。肠胃功能失调、消化不良、便秘的人，不妨每天持续扭着走 500 米，长期坚持可以收到良好的效果。

不仅如此，扭着走还具有使体内的脏腑获得活动空间的好处。人的内脏器官在胸腔、腹腔内，由极细的网膜悬挂着。当我们坐着或躺着的时候，内脏是极其拥挤地"堆"在一起的，当身体抖动起来时，人体内脏就会因获得活动空间而倍感"舒适"。走路并配合腰部扭动会有效刺激内脏的运动，相当于"按摩"我们的心、肝、胃、肠等内脏器官，进而有效地预防多种疾病的发生。

扭着走路的具体做法是：将手臂屈曲，放在身体两侧，左脚微微内扣，向前迈步，同时，将髋部向左顶出，左臂向内侧摆动，右臂向斜后方摆动，然后换另一侧重复相同动作，双脚交替向前走，让身体在行走中有节奏地扭动起来。初学者可以尝试像模特一样走走"猫步"，从中学习和体会转动髋部的感觉。

在做扭着走路的运动前，大家应该充分进行热身练习：首先，先站在原地，深呼吸几次，放松全身肌肉；接着，小幅度晃动腰部，活动身体各关节；然后，以感觉舒适的步伐和节奏向前迈进，再配合扭动髋部。

第一次尝试这种运动时，建议扭动的动作不宜过大，以后可逐步加大摆动的幅度。有条件的人运动前最好先去体检，特别是做一下动态心电图，这对 40 岁以上的人尤为重要。如果查出心脏缺血，就要在医生的指导下运动。

对于一些老年人来说，速度和节奏更应放缓。因为随着时间的推移，老年人的脏腑机能和身体素质逐渐退化，如果采用和中、青年人一样的锻炼节奏，就有可能造成腰部扭伤或骨关节损伤。所以，老年人一定要根据自身的情况进行运动，通过感觉身体的变化，逐步寻找适合自己的运动强度，千万不要超出自身的体力范围。还要时刻留意脚下，谨防摔伤。

很多人在扭着走的过程中会出现身体缺水的情况，这就要求我们注意饮水的"火候"。前面说过，运动时大量饮水会增加胃肠及心脏的负担。因此，运动时喝水应讲究少量多次。在走的过程中感到口渴时，可稍微喝一两口水；刚走完时，也可补充由于出汗失去的一部分水分，但不宜马上饮水，最好在一两个小时后进行，一点点地补充运动中流失掉的水分。

动则生气，慢跑调养脾胃有奇效

跑步被称为"有氧代谢之王"，是周身的全面运动。而慢跑则更符合中华养生的理念，以缓和的运动量，让身体持续获得运动的好处。对于老人、小孩和身体素质较差的人群，建议用行走代替慢跑，其效果是一样的，坚持行走一样能收到保健的功效。

中医理论认为，脾胃为后天之本。脾主运化、统血，其中运化也可以理解为我们现代医学中的消化功能，为人体的结构与器官提供能量与物质，所以说脾胃与人体的气、血、精、津都有非常密切的关系。调理脾胃自然也就成了养生保健中极其重要的一部分。

笔者身边有位朋友，历来脾胃比较虚弱，由于他工作很忙，不善于自我照顾，外加饮食不节，所以身体状况非常不乐观。他平时常常泄泻、腹痛、易受风寒、易呕，被脾胃两虚的症状所困扰。他数年间跑过几次医院，做过一些检查，吃了不少的西药，但效果都不明显。一个意外的机会，他与笔者偶遇，笔者给他开了几副中药，同时推荐他慢跑运动，以动养脾胃。这位朋友按照笔者的话去做，每天坚持慢跑，身体状况大为改观，脾胃虚弱的症状几乎不再发生了。

为什么慢跑能调养脾胃呢？跑步被称为"有氧代谢之王"，是周身的全面运动。中医理论认为，"动则生气"，脾胃乃气血生化之源，所以适量运动可以使脾胃保持正常的运化、升清、统血的功能。而脾又主肌肉，肌肉是机体运动的结构与功能的基础，这也体现了慢跑运动与脾胃的生理联系和影响。由此可见，慢跑更符合中华养生的理念，以缓和的运动量，让身体持续获得运动的好处。对于老人、小孩和身体素质较差的人群，建议用行走代替慢跑，其效果是一样的，坚持行走一样能收到保健的功效。

早晨慢跑有助于身体健康。其速度应依体力而定，最好以自然的步伐轻松地向前行进，以循序渐进、持之以恒为原则。慢跑要从短程开始，逐步增加跑程。对于运动量的掌握，以慢跑后感觉轻松舒适，没有呼吸急促、腰腿疼痛、特别疲乏等不良反应为宜。在慢跑的过程中，心率以每分钟不超过 180 减去自己的年龄数为宜。若能长期坚持，在脾胃功能方面将获得明显改善。

调养胃肠病症，试一试静坐功

静坐功对于胃肠功能亢进有较好的调养作用，且对于体弱病虚的胃肠病患者也有很好的保健作用。别看只是静静地坐在那里，却能收到意想不到的效果。科学家研究发现，静坐功对强身健体、防治疾病及延缓衰老都相当有益。

静坐功对于胃肠功能亢进有较好的调养作用，且对于体弱病虚的胃肠病患者也有很好的保健作用。别看只是静静地坐在那里，却能收到意想不到的效果。

在我国传统养生学中，不仅佛家与道家主张静坐以求顿悟，古代儒家也重视静坐，认为"静能生慧"，并把静坐定为理学的必修课，甚至要求弟子们通过半日读书、半日静坐以明理。例如，宋代大儒朱熹就告诫弟子："当静坐涵养时，主要体察思绎道理。"坚持静坐可使人体阴阳平衡、经络疏通、气血顺畅，从而达到延年益寿的目的。

科学家对此方法进行实验研究，发现人体在静坐时全身肌肉放松，心率、呼吸及大脑电波缓慢，耗氧量减少，基本代谢率降低，免疫功能增强，全身小血管舒张，血中肾上腺素与其他紧张激素下降，大脑皮层处于保护性抑制状态且皮层功能同步化增强，神经功能协调统一等一系列生理变化，对强身健体、防治疾病及延缓衰老均相当有益。

我国文坛巨匠郭沫若在日本留学时，由于学习紧张、用脑过度，得了严重的神经衰弱症，彻夜不眠，整天没精打采，多方医治无效。一次偶然的机会，他在旧书店中购得我国明代理学家的《王阳明全集》，内有"静坐"一章，郭沫若便每天依此练习，2周后便出现奇迹：整夜酣然入睡，头昏、心悸症状消失，记忆力恢复正常，困扰他的顽疾竟获痊愈。于是，郭沫若便对静坐做了一番考证研究，追溯其历史，他认为静坐源自东方两大文明古国——中国与印度。他在《静坐的功夫》一文中指出："静坐这项功夫，在宋、明时代，儒家是很注重的，论者多以为是从禅而来，但我觉得，当溯源于孔子的弟子颜回，因为《庄子》上有颜回坐忘（即静坐）之说。"

我国自古以来，导引、打坐、吐纳、行气、按跷、气功等都离不开静坐，其鼻祖很可能是远古时代的著名养生家彭祖，之后传入儒家。印度的静坐瑜伽是印度古代哲学的一个学派，其方法也是闭目静坐，使全身放松、呼吸均匀、肌肉松弛，进而达到入静状态。

静坐功是很多练功方法的入门关键，又便于学练，所以不少人练功是从静坐开始的。其操作要领为：端坐在椅子上，腰背伸直，大腿平放，小腿伸直，两脚分开，放松腰带，头颈正直，下颌微收，两肩下垂，全身放松，闭目闭口，舌顶上腭，两手交叉置于腹部，两拇指按于肚脐上，手掌捂于脐下，然后排除杂念，采用腹式呼吸，尽量慢慢地鼓起下腹做深吸气，再慢慢地呼气使腹部恢复正常。同时，将意识集中在脐下手所处的丹田穴上，便可达到调身、调心、调息的"三结合"境地，进入一种似有似无、似睡非睡的状态，这就是所谓"入静"，会使你感到全身非常轻松舒适。一般每日早、晚各做 1 次，每次 30 分钟。结束后，两手搓热，按摩面颊、双眼以活动气血。

练功时要注意将腰背伸直，不要靠在椅子上，因为腰伸直有利于腰椎相对放松。头微微低一点，有利于颈椎相对放松。这两个部位的调整有利于打通"小周天"。

所谓的"小周天"是指气功练精化气的过程。人体从头顶百会穴，经上、中、下三个丹田到达会阴穴的一条线叫任脉；从百会穴沿着整个脊柱向下至会阴的一条线为督脉。任、督二脉相连通，让气在里面畅通，就叫小周天通了。

只有腰椎和颈椎伸直，气才容易通过督脉。督脉主管着全身的阳气。一个人精神好不好、怕不怕冷等身体状况，与一个人的督脉是否通畅有关。督脉通畅，阳气充足，内脏功能加强，全身的精神状况就可以随之好转。

很多朋友在静坐时常常打嗝、排气，这是一种好的表现，代表中宫的胃气要通了。由于饮食无节，一些人的食道和胃肠都不通畅，多半存在消化不良或胃酸过多的问题。通过静坐，胃气畅通了，自然会出现上述状况。

当然，锻炼脾胃要动静兼修，不要学会了静坐功，就忽略了其他运动。将静与动结合起来，对改善我们的脾胃状况将大有帮助。

✚ 最神不过太极风，一开一合益脾胃

太极拳是以阴阳学说为灵魂的保健方式，也是当今调养脾胃的热门和首选运动。太极拳通过呼吸与动作的相互协调，将气输布周身，对脾胃进行有规律的按摩，使脾胃保持阴阳互济的状态，有效地保证脾胃的运化、升降功能，加强人对水谷精微的吸收利用。

《黄帝内经》在开篇就讲道："上古之人，春秋皆度百岁，而动作不衰。"说明古人的寿命长达百岁，而且生理功能不衰竭，身体活动没有障碍。下文又讲道："上古有真人者，提挈天地，把握阴阳，呼吸精气，独立守神，肌肉若一，故能寿敝天地，无有终时，此其道生。"说明在遵照阴阳变化规律的前提下，通过呼吸、肌肉锻炼的方法，能使身心浑然一体，人就可以长生不衰。

那么，什么运动与阴阳相关，既能调畅呼吸，又能锻炼肌肉呢？我

国的民族瑰宝——太极拳就是以阴阳学说为灵魂的保健方式，也是当今调养脾胃的热门和首选运动。太极拳是我国人民在长期生产、生活实践中，荟萃东方武术、医学、美学、运动学及哲学等文化精华，融拳、哲、医于一体，具有技击、健身和养生等多种功能的优秀运动项目，是中华民族灿烂文化的明珠。

太极拳汲取了我国古代养生法术之精华，如道家的"性命双修、动静兼修"，武术家的"练气易筋"，特别是传统医学的"导引吐纳"，使太极拳更加符合养生的要求，成为"以拳为体、以养为用、以功为本"的整体锻炼项目。其良好的养生价值和高雅的文化品位，使之不仅成为中国人民喜爱的运动，而且被越来越多的外国朋友当作健身首选。

太极拳的特点是刚柔并济、以意行气，其中"气"采用的是腹式呼吸。腹式呼吸不同于我们平时采用的胸式呼吸，其呼吸方式深、长、细、匀，能够与动作相互协调，将气输布周身，特别是令腹肌膈肌上升，从而对脾胃进行有规律的按摩；还能使脾胃保持阴阳互济的状态，有效地保证脾胃的运化、升降功能，加强人对水谷精微的吸收和利用。

太极拳要求注意力集中，即"意在拳先"、"上下相随"，在出拳（或做其他动作）前先要将意念集中在动作上，出拳后眼神就要立刻跟上。现代医学认为，这种身随意行的锻炼可以提高中枢神经的兴奋与抑制的协调作用，继而改善其他系统的机能，特别是对某些由神经系统紊乱引起的消化系统疾病（如脾胃疾病）都能起到防治的作用。

除了防治脾胃疾病外，太极拳还能通过形体的修炼使精神得到升华。在现今社会，面对多方面的诱惑和压力，很多人失去了定力。特别是一些已经从岗位上退下来的老年人，在经历了工作、家庭、子女、疾病等方面的波折之后，在精神上或多或少都有一些压力。而通过太极拳的习练，练习者能够心态越来越平和，心境越来越愉快。而且，在一个集体当中，老年人与拳友的相互交流也能排解很多精神上的负担和不快。

太极拳的流派较多，比如吴氏太极、杨氏太极、陈氏太极等。这些太极的锻炼方法比较复杂，要想学好必须花费很多时间，同时还要反复钻研、狠下一番功夫，所以不太适合现代人。一般来说，24 式简化太极拳招式较少，适合平时较为忙碌的人使用。

很多人拳打得不标准，给人的感觉就是在"照猫画虎"。他们在太极拳的演练队伍里，跟着别人比划拳式动作还行，可是当自己单独演拳时，就不知手脚如何做动作了。有的人练拳"机械化"，只能在太极拳音乐伴奏带的口令引领下撤招换式，在单独演拳时却往往忘记了拳式头尾相接的顺序。因此，在练习 24 式简化太极拳之前，一定要把拳式的名称和顺序牢记在心，然后通过不断的演练实践，在操练中精心琢磨拳式动作，渐渐积累演练经验。只有这样学习太极拳套路，才能在强身健体方面获益良多。

 ## 五禽戏中有熊戏，健脾养胃功劳大

所谓五禽戏，是指模仿虎、鹿、猿、熊、鹤 5 种动物的神态动作编组而成的健身术，目的是调节脏腑、通畅血脉。五禽戏中的"熊戏"对应的是五脏中的脾，经常练习有调养脾胃的功效，非常适合患有胃酸、胃痛、消化性溃疡等疾病的朋友。

五禽戏又称五禽操，是我国古老的健身术之一。它是由仿效虎、鹿、猿、熊、鹤5种动物的神态、动作编制而成的。五禽戏的起源最早可以追溯到远古时代，战国时期的《庄子》中有"熊经鸟伸，为寿而已矣"的记载，说明这时人们已经把模仿鸟兽的动作作为一种强身健体的锻炼方法，用以宣导血脉、通利关节、增强体质、延年益寿。

进入东汉时期，神医华佗在先辈的基础上，完善并推广了五禽戏。据《后汉书·华佗传》记载，华佗力行养生之道与五禽戏，所以"年且百岁而犹有壮容"。而且，他的弟子吴普、樊阿也坚持锻炼五禽戏，吴普活到了90多岁依然耳聪目明、牙齿坚实，而樊阿则活了100多岁。

从中医的角度看，虎、鹿、熊、猿、鹤5种动物分别属于金、木、水、火、土五行，又对应于心、肝、脾、肺、肾五脏。人们模仿它们的姿态进行运动，就间接起到了锻炼脏腑的作用，所谓"超乎象外，得其寰中"，说的正是这个道理。

这五种动物的生活习性不同，活动的方式也各有特点，或雄劲豪迈，或轻捷灵敏，或沉稳厚重，或变幻无端，或独立高飞。模仿它们的各种姿态可以使全身的各个关节、肌肉都得到锻炼，正如华佗所说："人体欲得劳动，但不当使极耳。动摇则谷气得消，血脉流通，病不得生，譬如户枢，终不朽也。是以古之仙者为导引之事，熊经鸱顾，引挽腰体，动诸关节，以求不老。"这番话明确地指出了五禽戏的作用原理：通过肢体的运动流通气血，从而祛病长生。

现代医学研究证明，五禽戏是一种行之有效的锻炼方式。它能锻炼和增强神经系统的功能，增强大脑的抑制功能和调节功能，有利于神经细胞的修复和再生；它能增强肺和心脏的功能，改善心肌供氧量，提高心脏排血力，促进组织器官的正常发育；同时，它还能强化肠胃的活动及分泌功能，促进消化吸收，为机体活动提供养料。华佗在那个年代虽然不明白这些道理，但却能凭着长期的经验总结出这样一套科学的健身方法，实在是很了不起的。

对于有胃酸、胃痛、消化道溃疡的朋友来说，平时可以多多练习熊戏。别看熊的动作看起来笨拙缓慢，其实内在充满了稳健厚实的劲力。它们行与坐时皆爱活动，善于用上肢推物和攀登，用后肢的力量支撑身体，所以熊有推石拔树之力、抗豹斗虎之勇。学习熊的姿态，不仅可以增强四肢力量，强化脾胃的运化能力，还可以壮胆气、化肝风；同时，练习熊戏还有助于改善上虚下实、头重脚轻的症状。

熊戏该如何操练呢？熊戏由熊运和熊晃两个动作组成。熊运的动作要领是：两腿保持不动，固定腰胯；上身向前倾，身体重量压于腹部；双手呈熊掌状，虎口撑圆，置于下腹丹田之上。双手随着身体的画圈动作绕脐部一周，先顺时针方向，再逆时针方向，次数不限。练习熊运时，身体以腰为轴运转，可以使中焦气血通畅，对脾胃起到很好的按摩作用。

很多人刚开始练习时姿势不正确，比如手在胸腹部主动挪转，或腰腹做水平转动等。我们可以分步练习：先将手下垂，只体会腰腹部的立圆摇转，等到熟练之后，再带动双手在腹前绕立圆，整体动作就变得协调了。

养好脾胃更健康

修复疾病根源的先天之本

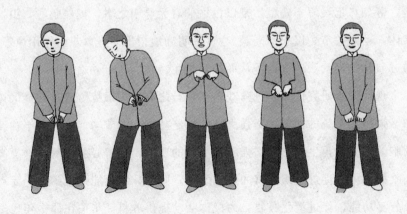

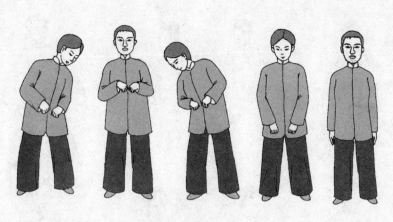

熊运能增强脾胃的运化功能

熊晃的动作要领是：将右膝弯曲，右肩向前、向下晃动，右臂随之下沉，左肩则向后、向外舒展，左臂微微向上抬；反过来，再将左膝弯曲，左肩向前、向下晃动，左臂下沉，右肩则稍向后、向外舒展，右臂微微上抬。经常练习熊晃，让身体处于左右晃动的状态，可以起到疏肝理气、健脾胃的功效，尤其适宜于中老年人。

熊运与熊晃既可交替进行，也可以单独练习。无论是练习哪一个，时间都不应少于 10 分钟，否则达不到锻炼的效果。但也不可过于劳累，患有脾胃疾病的人可以酌情增加练习的时间。

练习时最好选择安静宽敞的场地，解衣松带，放松身体，把形、神、意、气浑然结合，这样能够充分享受演练熊戏的神韵，达到神形相交、内外合一的境界。

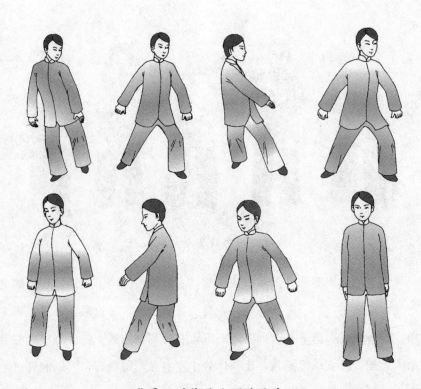

熊晃运动能防止下肢无力

第七章

刺激穴位健脾胃，身体无病一身轻

　　按摩经络穴位，是中医常见的一种物理治疗方法，具有疏通经络、调整脏腑的作用。日常生活中，我们经常听到有人说胃胀气，吃不下饭或吃完饭胃胀，这多是功能性消化不良、慢性浅表性胃炎、慢性萎缩性胃炎、胃下垂的症状。这时，可以通过按摩、灸法作用于穴位，来保护脾胃。

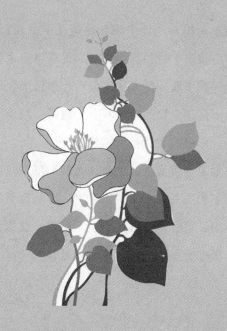

按摩胃经，打通气血调百脉

胃经的功能在女人 35 岁、男人 40 岁后就会出现衰退，导致人的容颜自然变老。只有在年轻时保养好自己的胃经，才能防止早衰。那么，如何保养胃经呢？最好的方法就是常敲胃经。每天敲打一会儿，可以保持气血对面部的供应，让你永葆青春。

"人以胃气为本"。胃是储存饮食并对食物进行消化、吸收的重要脏器。胃在人体中的作用主要是受纳、消化食物，使之转化为精微物质，以供人体吸收、利用。

受纳于胃的水谷，在胃的不断蠕动及胃中阳气的蒸化下变成食糜，有利于进一步被消化吸收，中医将这个过程称为腐熟。胃在腐熟水谷之后，还要将初步消化的食物传递到小肠，使人体完成对食物精华物质的吸收。所以，胃还必须具备向下传递食物的功能——主通降。精华被吸收后，剩下的食物下移至大肠，形成大便，排出体外。

我们的胃就像小孩一样，如果它闹情绪，就会让人既无可奈何又很揪心。胃不舒服，人就像枯萎了的花一样；气血不足了，血液流不到它该去的地方，脏腑、肢体、肌肉、筋脉自然就萎缩了。所以，要想使青春常驻，我们一定要在养胃方面多费些工夫，而胃经则是保养胃部的关键所在。

什么是胃经呢？传统医学认为，人体中共有12条经脉、8条奇脉，它们在体内循环运行，维持人体的正常生命活动。针灸理论正是基于经络学说而发展起来的。十二经脉以其主导的脏腑功能为主命名，胃经就是其中的一条，全称为"足阳明胃经"。胃经主要分布在人体正面，是一条很重要的经脉，有2条主线和4条分支，主要分布在头面、胸部、腹部及腿的外侧靠前的部分。

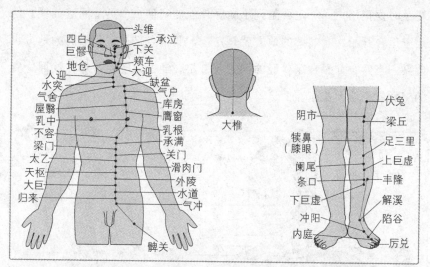

对于想要保持美丽容颜的女性来说，打通胃经就至关重要了。《素问·上古天真论》中记载："女子五七，阳明脉衰，面始焦，发始堕。"这里的阳明脉指的是足阳明胃经，整句话的意思是：女人到了35岁时，足阳明胃经就开始衰弱了，此时，到达面部的气血逐渐衰减，女人的面容开始变黄、憔悴，头发也掉得多了。最明显的是，许多女性从这一时期起脸上的皱纹逐渐增多，这正是足阳明胃经的衰弱导致的直接结果。

很多女孩脸上都长有痤疮，这些"顽固分子"通常都长在额头和脸上，这给爱美的年轻人带来诸多苦恼。为什么痤疮偏爱在脸上出现呢？其实是胃经出现了问题，因为胃经恰恰循经面部，脸部和前额都是足阳明胃经的循经部位。一旦前额痛（包括眉棱骨疼），都是胃经出现问题所致。如果胃经不畅，最明显的表现是面黄、易生痤疮，口唇不红润、显现苍白色，头发枯槁等。此外，有人颈部皮肤松皱，这也是胃经气血亏虚造成的。因此，要保持年轻必须身体健康，要身体健康自然要气血充足，要气血充足就非得让胃经通畅不可。

那么，如何来保养足阳明胃经呢？你可以尝试敲击的方式：循经开始，从锁骨下，顺两乳，过腹部，到两下肢正面，一直敲到脚踝。敲打胃经时要稍用力，一定要敲到小腿胫骨外侧到第二个足趾间的连线。从足三里穴开始，有痛感的地方就是穴位，要重点敲；足背最高的地方也要敲。当然，如果在敲胃经的同时兼带敲肺经、大肠经，那么找回青春的感觉就不会太难了。

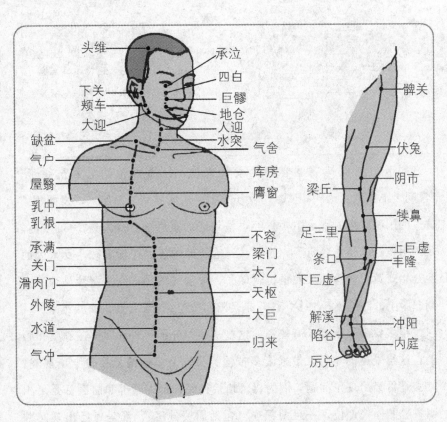

知道了原理，方法完全可以自己创造，比如推按腹部胃经（尤其是腹直肌部分）；或者敲打大小腿上的胃经；或者在胃经路线上拔罐刮痧；还可以练习武术的基本动作（如蹲裆骑马式、跪膝后仰头着地等），这些都是打通胃经的方便之法。

除了按摩经络，我们还可以借助食物来保养胃经。在这里先给大家普及一个概念——中医常说的"归经"。"归"即归属，"经"即脏腑经络。归经，就是药物对机体不同部位的选择作用，即主要对某条经络或某些经络起明显的作用。从中医角度来看，药物进入体内后，并不是对所有的脏腑经络都能产生同等强度的作用，大多数药物只对某些脏腑经络产生明显的作用，而对其他脏腑经络的作用则微乎其微，甚至没有。药物的归经不同，其治疗作用也不同。比如绿豆归心经和胃经，也就是说，它的药性主要作用于心和胃，对心和胃的影响最大；而绿豆是凉性食物，有清火的作用，所以，绿豆主要是清心火和去胃火的。

言归正传，哪些食物能入胃经，以补养胃经气血呢？大家可以选择胡萝卜、南瓜、红薯、黑木耳、菠菜、鳜鱼、鲫鱼、泥鳅、大枣、山药、桂圆、荔枝、葡萄、板栗等食物，它们都有不同凡响的功效。日常生活中适量摄入一些上述食物，不仅能补养胃经，养护胃脏，同时还能让你留住美丽，青春永驻。

最安全有效且持久的健脾方法就是揉按脾经。脾经主管着身体内营养的运化和气血的运行，不可不通。按摩脾经可以迅速增强人体的气血，把新鲜的养料输送到身体各个部位，让血液总是保持一种周流、充溢的状态。没有瘀血的堆积，我们就不会再为疾病所困扰了。

　　在中医理论中，脾的功能非常强大，被称为"气血生化之源"。任何疾病都是在人体内有瘀血的情况下生成的，而脾正具备生成、运送气血的两大功效。所以，我们只要把脾养好了就可以百病不生，即使生病也会很快痊愈。

　　那么，如何健脾功效最好呢？通过饮食来健脾的确是首选方法，但是由于食材各异，病患的体质不同，很多人出现不适应或不吸收的情况。其实，最安全且一劳永逸的方法就是揉按脾经。

　　脾经属足太阴经脉，从足大趾前端沿内侧上行至足内踝前，过下肢内侧，在腹股沟附近转入腹内，属脾脏，络胃腑，上膈膜，直抵咽喉部，连舌根、出舌下；另一条支脉从胃往上，过膈膜，注入心中。脾经主管着身体内营养的运化和气血的运行，不可不通。按摩脾经可以迅速增强人体的气血，把新鲜的养料输送到身体各个部位，让血液总是保持一种周流、充溢的状态。没有瘀血的堆积，我们就不会再为疾病所困扰了。

脾经共有 21 个穴位，首穴为隐白穴，末穴为大包穴。脾经上的穴位都是帮助血液循环的，能把新鲜血液引到病灶上去。在各个穴位中，隐白穴、太白穴、公孙穴、商丘穴、三阴交穴、地机穴、阴陵泉穴、血海穴都是治病、祛疾的重要穴位，对一些常见的小痛小病有良好疗效。

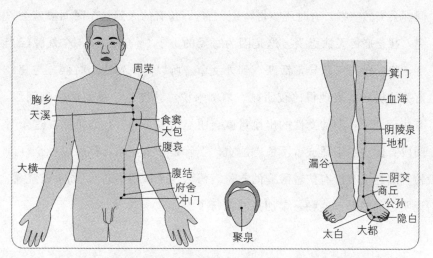

一般来说，脾虚的朋友多按摩脾经就可以很好地消除病症。那么，如何判断自己脾虚呢？这里教给大家几个自检的小办法：

第一是看眼皮。如果平常眼睛很大，明亮有神，而现在眼皮却耷拉下来了，双眼看上去没精神，就说明脾虚了。因为中医认为眼皮也是为脾所主的，眼皮松弛说明脾主肌肉的功能出现问题了。不过这种情况在老年人中比较常见。

第二就是观察自己的舌头。如果舌头颜色较淡，舌边出现齿痕，说明你的脾很有可能出了问题，应该及时按摩脾经，调养自己的脾胃。

另外，《黄帝内经·灵枢·经脉》中指出，脾之病"是动则病舌本强，食则呕，胃脘痛，腹胀，善噫，得后与气，则快然如衰，身体皆重。"就是说，如果一个人的脾出现了问题，就会出现舌根强直、呕吐、胃痛、腹胀、嗳气等症状。在排大便或放屁后，就会感到脘腹轻快舒服，就好像病痊愈了一样。此外，还会出现全身上下都感觉沉重的病象。所以，如果你有上述症状，说明你的脾出了问题，按摩脾经正是消除这些病症最有效的方式。

笔者身边有许多患者经常抱怨："我每天上午 9：00～11：00 这段时间都会突然咳嗽，有时还咳得特别厉害。"还有的人到这个时间段就会胃痛，甚至痛得无法忍受。这是因为每天的上午 9：00～11：00 是脾经当令，脾经里的气息异常活跃，到处乱窜。所以，一到这个时候，与脾经有关的疾病就表现得比较明显。举例来说，脾统血，每到这个时间段，有些正处于经期的女性的出血量就会明显增多。所以，如果你在这个时间段身体突然不适或者不适感加重，不管是什么症状，都可以挨个仔细检查脾经上有没有按着酸痛的穴位。俗话说"痛则不通"，如果有痛感，说明你的脾经不通畅，多加按摩就行了。

按摩然谷穴，让你保持好胃口

很多人吃饭没有胃口，越不吃脾胃就越亏虚，没有东西可以运化成气血，身体自然就会受损。然谷穴就是让人保持好胃口的要穴。经常按摩然谷穴，不仅能够使人产生饥饿感，还能治疗过度饮食后的不适和因减肥而造成的节食症。每天坚持按摩然谷穴，能让你的肠胃一直保持轻松和富有活力的状态。

在现实生活中，很多人在忧虑、悲伤、生气、紧张或者生病的时候都不想吃东西，也就是所谓的茶饭不思。另外，很多上班族没有饥饿感，一般不吃早饭，中午匆匆忙忙地吃点午饭，晚上在家里或者去餐馆大吃一顿。饮食如此不规律，脾胃迟早出问题。

如何改变这种习惯呢？最好的办法就是让人产生饥饿感，使人到了饭点就马上想吃饭。只有让饥饿感正常产生，肠胃才能恢复应有的敏感。那么，又如何让自己产生饥饿感呢？

其实方法非常简单。我们的身体原本就是一个"大药库"，取之不尽、自给自足。只要善于发现，善于倾听身体给我们传递的每一个讯号，然后通过自己的有效调节，在没有严重疾病的情况下，我们都能够成为自救英雄，成为自己的身体保健师。然谷穴就是大药库中的一味良药，可以让人产生饥饿感，进而保持好胃口。

然谷穴是肾经上的重要穴位之一。这个穴在我们脚的内侧，足弓弓背中部靠前的位置。可以用手先摸一下脚的内踝骨，其斜前方2厘米的地方有个高骨头，然谷穴就在高骨的下缘。

"然"，就是"燃"的本字；"谷"，表示这个穴的位置在足内踝前起大骨间，精气在这个位置埋藏得特别深，所以叫"然谷"。这是古人所给出的这个穴道名称的含义。

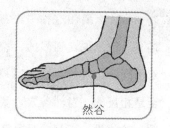

然谷

也有些中医学专家认为，然谷就是"燃谷"，有"燃烧谷物"的意思。谷物是被我们吃进胃里的食物，通过燃烧被人体消化。因而然谷穴是增强脾胃功能、促进胃里食物消化的一个要穴。当你消化不良或胃口不开时，刺激这个穴位就可以取得很好的疗效。

经常按摩然谷穴，不仅能够使人产生饥饿感，同时还能治疗过度饮食后的不适和因减肥而造成的节食症，可以说然谷穴具有双向调节食欲的功能。每天坚持按摩这个穴位，可以让你的肠胃一直保持轻松和富有活力的状态。

此外，经常按摩然谷穴对阴虚火旺非常有疗效。很多朋友经常心里起急，平时总想喝水，夜里翻来覆去睡不着觉，这就是心火旺的表现，按摩然谷穴可以得到改善。这是因为然谷穴是肾经的荥穴。荥穴属火，肾经属水，然谷穴的作用就是平衡水火。当心火太大的时候，用这个补水的穴位"浇一浇"身体，肾水就可以把心火降下来，使身体不致太热或太冷。所以，当你口干口渴、心烦睡不着觉时，然谷穴就能发挥作用了。睡觉之前揉揉然谷穴，不一会儿就会感觉嘴里有滋润感，不再那么想喝水了，也没那么烦躁了，自然也就能睡个好觉了。

按摩然谷穴一定要找准位置，用大拇指用力往下按，按下去后再马上放松。脾胃有问题的朋友用大拇指按然谷穴的时候，穴位周围乃至整个腿部的肾经上都会有强烈的酸胀感，但随着手指的放松，酸胀感会马上消退。等酸胀感消退后，再按照上面的方法，重复按 10～20 次。如果是自我按摩，双脚的然谷穴可以同时进行。

为什么要用这种手法？针灸里有"补"和"泻"的手法，按摩也一样。一般来说，强烈的、快速的刺激为泻，柔和的、缓慢的刺激为补。对于同一个穴位，选择用补法或泻法进行按摩，其效果是不一样的，甚至是相反的。对然谷穴，我们用的就是泻法。因此，要把手法用对才有明显的效果，不然，只是随便按一按、揉一揉的话，虽说也有效果，但一定会大打折扣。

可能有朋友会问，重复按 10～20 次，那到底是 10 次还是 20 次呢？那就要看按摩是否按到火候了。当酸胀感越来越难以退去、最后再也不退的时候，就算到火候了。这也是检测动作是否到位的一个标准，做得到位，10 次就足够了；做得不到位，20 次以上恐怕也不行。当然，即使没到火候，也还是会有一些效果的。

按照上面的手法按摩完然谷穴后，我们很快就会感到嘴里分泌了好多唾液。大约 20 分钟后，就会产生比较明显的饥饿感，这时候可以吃东西了。但是，即使胃口好了，也千万不可暴饮暴食，吃到七分饱就可以了，平常体弱多病的人要尤为注意。俗话说"过犹不及"，任何事情都不可过度，做人做事是这样，饮食养生、经络养生也是如此。

✚ 漏谷穴是消化不良的"克星"

> 漏谷穴是足太阴脾经的要穴，位于小腿内侧，同时也是足太阴脾经浊重物质的沉降之处，可承上启下。每天坚持按摩此穴位，对消化不良、便秘、腹胀、腹鸣等症有显著疗效，很多脾胃问题也会大而化小、小而化无。按摩漏谷穴时，最好配合按摩地机穴。如果在这两个穴位处施灸，对消化不良的疗效将更加明显。

笔者曾接待过一个患者，他大概从 7 年前开始就没有体验过饥饿的感觉了，每天只是到了吃饭时间便强迫自己吃饭而已。他的饭量很小，也没有胃痛、胃酸之类的症状，两三天大便一次，无排便费力或粪便干结现象。这位患者面色萎黄、体格瘦小，存在严重的营养不良，他为此去医院做过详细检查，包括胃镜检查、血液化验和腹部超声波检查等，都没有发现具体病灶。笔者为他检查了身体，告诉他："你这种情况在中医学上称为上腹饱胀、胃纳差。由于你消化不良，食物摄入量少，所以身体才出现了明显消瘦的现象。"接下来，笔者为他开了几副中药，并嘱咐他每日服药的同时配合按摩漏谷穴。果然，不出一年时间，他吃饭就有胃口了。复诊时，人胖了好几圈，气色也不那么差了。

当下，快节奏的生活引发不规律的饮食习惯，所以很多人稍不注意饮食健康，就会出现消化不良、胃酸、胃胀等各种症状。可能你没有上述患者这么严重，但若不注意，病情就会逐渐加剧。当胃出现不适，或者出现消化不良症状时，不妨按一按漏谷穴，可以有效解决消化不良等问题。对脾胃健康的朋友而言，没事按一按也可以防患于未然。

什么是"漏谷"呢？从字面上看就是有谷子漏出来的意思，也就是说食物进入胃里后，还没有消化好，营养还没来得及被吸收，就从身体里直接"漏"出去了。中医将这种情况称为"完谷不化"，说明漏谷穴是消化不良病症的"克星"。

漏谷穴位于小腿内侧，在内踝尖与阴陵泉穴的连线上，距内踝尖6寸，胫骨内侧缘后方。它就像一个漏斗、过滤器一样，把身体里的废弃物和毒素顺顺当当地排出去。漏谷穴有健脾和胃、利水除湿的功效，在临床上常用于治疗小便不利、便秘腹胀、肠鸣等。每天坚持按揉漏谷穴，并注意生活习惯，有助于人体排泄，把身体里的垃圾和浊气排得干干净净，很多脾胃问题也会大而化小、小而化无。

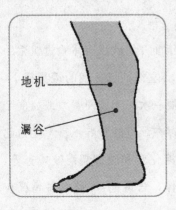

地机

漏谷

按摩漏谷穴时，可用拇指指端适当用力按揉，如果穴位处有明显疼痛，先不要太用力，待疼痛缓解后，力度再由小变大。按摩穴位先左后右，每天1次，每次10分钟左右，坚持下去还可以作为日常保健之方。

　　按摩漏谷穴时，最好配合按摩地机穴。地机穴是脾经的郄穴，和血有着千丝万缕的联系，可以很好地保存脾经精华物质，一点儿都不会丢失。这个穴位与漏谷穴互相配合，身体便会"收支平衡"，人才会健健康康。如果在这两个穴位处施灸，对消化不良的疗效将更加明显。

嗝个不停，不妨找气舍穴

　　打嗝是一件很尴尬的事，我们只需要按摩一下气舍穴，就可以解决这种麻烦。气舍穴是足阳明胃经的第 11 个穴。当你出现恶心、反胃、胃胀、嗳气、呕吐、气喘、咽喉肿痛等症状时，可以按摩气舍穴，往往都能收到满意的疗效。

　　有时，不停地打嗝产生的连续性怪音会使人感到厌烦。尤其是在安静的场合不停地打嗝，不仅是自己，连对方也会无法安静下来，会给人带来不快。很多人想尽办法止嗝，但时常无法得到预期效果。

　　打嗝是由横膈膜不规则性痉挛所引起的症状。人在吸气的时候，筋肉突然收缩，使喉咙紧闭，这种活动产生打嗝的奇怪声音。打嗝的原因很多，比如胃癌、胃溃疡、胆结石、腹膜炎、肝脏病等。如果是事先毫无征兆地突然打嗝且无法停止，这是一种疾病，应多加注意；经过腹部手术后横膈膜之下有脓或者心脏病也会引起打嗝；第四颈椎所产生的神经会支配横膈膜，因此颈椎或脊椎出现问题时，人也会打嗝。上述情况都属于比较危险的打嗝，需要及时进行医治。

一般来说，人们打嗝都是由暴饮暴食之后突然喝冷饮、热饮，或吃刺激性食物所引起的，这在中医学中被称为"呃逆"。很明显，呃逆与脾胃有着密切的联系。由于进食不规律，胃部受到刺激，寒气凝滞胃腑，胃的通降功能便受到了阻碍，导致胃气不降反而上升。若是这种情况，则不必担心，只需要按摩一下气舍穴，就可以轻松解决这种麻烦。

气舍穴是足阳明胃经的第11个穴。气舍穴的含义是："气"指穴内物质为天部之气，"舍"表来源之意，气舍名意指本穴为胃经经气的重要来源。

气舍穴位于上胸部，在锁骨根部稍中间部位，靠近心室的"火炎之区"。水突穴传来的地部经水循胃经下行至气舍穴，由气舍穴液化后生成胃经之气。胃经之气与胃气不同，"胃气"是指脾胃之气以及脾胃消化吸收的水谷之精气，而"胃经之气"则是指足阳明胃经的精气。胃经之气循经上行的目的是温暖人体、帮助消化、调整胃气降逆。当胃气升降恢复正常后，打嗝自然会止住。

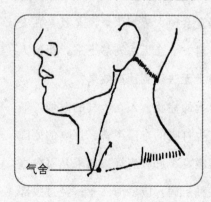
气舍

如何按摩气舍穴呢？打嗝的人需放松全身，躺在床上，张开嘴，发出"啊——"的声音，同时用食指和中指向锁骨内端按压，在压住穴位时，应同时吐气。每次坚持6秒钟左右，重复5次就可以止嗝。此外，当你出现恶心、反胃、胃胀、嗳气、呕吐、气喘、咽喉肿痛等症状时，也可以按上述方法按摩气舍穴，往往都能收到理想的疗效。

打嗝的根本原因是饮食习惯不够健康，为了从源头上避免，我们平时应少吃肉类和烧烤食物，多吃蔬菜水果，每顿饭尽量不要吃得太饱，争取每一次进餐之前都有饥饿的感觉，这样能有效减轻胃部负担。总而言之，养胃才是解决打嗝的根本。

嘴角边有良药，按摩地仓能健脾

脾胃乃仓廪之官，主管人体粮食储藏，是人体气血化生之源。地仓穴是胃经上的重要穴位，也是常用的健脾大穴。地仓穴位于嘴角，嘴巴与人体进食密切相关。适当刺激地仓穴可预防由脾胃功能失调引起的气血生化问题。

对于老年朋友来说，上了年纪就会出现手抖、腿脚不灵便、舌头不听使唤等情况，这都是脾虚所致。除了注意日常饮食调养外，在家没事按摩一下地仓穴也对健康大有裨益。

提到地仓这个穴位，很多人马上就会联想到"地下仓库"。过去很多人家都会在自家弄一个地洞，用来贮藏酒、粮食、蔬菜等东西，不占用空间，还能保存得更持久一些。那么，地仓穴和仓库到底有什么关系呢？

地仓中的"地"，指的是地格。古人将面部以鼻子为中心分为三部分：鼻子以上是天，以下是地，中间为人，合为天地人。地仓穴位于嘴唇两边，就代表着地。地仓中的"仓"，指的是贮藏谷物的地方。中医认为，脾胃是主管吸收、消化食物的，就好像仓库一样，先把东西放在里面，然后再慢慢取用。所以，脾胃有"仓廪之官"之称，主管粮食。既然脾胃是仓库，那么东西从哪里来呢？毫无疑问，从我们的嘴巴来。嘴巴不仅是食物进入胃的一个通道，同时也有短暂的存储功能。大家可以想一下，我们吃进去的东西，是不是先贮藏在腮齿之间，慢慢被咀嚼吞咽？地仓在它的旁边，就是取此之意。

地仓穴属经脉交会穴，是足阳明胃经与手阳明大肠经、任脉相交会穴。这个穴位是足阳明胃经上的重要穴位，也是常用的健脾大穴。脾主口，脾胃互为表里，所以刺激地仓穴不仅可以补脾胃，还能提高口腔肌肉的弹性，改善口水不停的症状。

现在很多小孩整天不受控制地往下淌口水，这是令孩子父母非常苦恼的事。其实，小孩流口水很正常，这多是因为孩子的后天脾胃很虚弱；而脾主肌肉，开窍于口，脾虚则肌肉弹力不足，变得松弛，因此就会爱流口水。不过，如果小孩长大了还有这种情况发生，父母就应该重视了，因为这说明孩子的脾胃非常虚弱。

针对这种情况，怎样调理才好呢？妈妈们不妨在孩子睡觉之前，以一种亲子游戏的方式来帮孩子刺激两嘴角的地仓穴，可以治疗流口水、口角炎、面瘫等和口角、面部有关的疾病。为孩子每天按摩一下，既不用打针也不用吃药，还能增进与孩子之间的感情，真是一举多得的好事。

地仓穴的准确位置在哪里呢？把双手食指放在嘴角，外边的位置就是地仓穴。用食指按住嘴角两侧的地仓穴，同时两只手的拇指向下巴颏内按，按住以后咽唾沫，当能感到舌根动时，这个穴位就找到了，因为它是指挥舌动作的神经穴位。用拇指和食指同时向内按揉8圈、再向外按揉8圈为1组，做1次按8组，一天最好做2次。

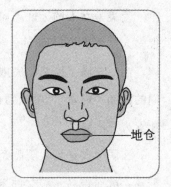

地仓

如果成人出现胃脘灼热疼痛或胃脘寒痛，可以使用艾灸的方法。艾灸地仓穴能调节手阳明大肠经的气机运行，并能平衡气血阴阳，对阴虚或阳虚引起的胃部不适、便秘、大便不成形等有较好的治疗效果。艾灸地仓穴时，两个穴位都要灸，每穴用艾条温和灸5分钟左右，症状比较明显者灸10～15分钟。由于地仓穴靠近鼻腔，在艾灸时最好将点燃的一端向外侧偏一些，使火源和烟尘远离鼻孔。

若想青春不老，常摩三阴交

三阴交穴是足太阴脾经、足厥阴肝经、足少阴肾经这三条阴经的交汇穴，故而得名。对女性来说，这个穴位尤其重要，可以说是女人的"不老穴"。它是治疗妇科病的"灵丹妙药"，因此有人把它称为"女三里"。经常按揉此穴，可以防治月经不调、痛经、白带多、崩漏、盆腔炎、腹痛、腹泻、消化不良、神经衰弱等症。

爱美是女人的天性。如今日子越过越好，保养的方法也层出不穷。很多人花费大量时间和金钱，却眼睁睁看着衰老占据自己的脸庞和身体，内心充满了愤怒、失望、怅惘……其实，三阴交穴就是上天赐予我们的巨额"财富"，可以帮助我们保持年轻、延缓衰老、推迟更年期，让女人充满魅力。

三阴交穴是足太阴脾经、足厥阴肝经、足少阴肾经这三条阴经的交汇穴，故而得名。对女性来说，这个穴位尤其重要，可以说是女人的"不老穴"。它是治疗妇科病的"灵丹妙药"，因此有人把它称为"女三里"。经常按揉此穴，可以防治月经不调、痛经、白带多、崩漏、盆腔炎、腹痛、腹泻、消化不良、神经衰弱等症。

那么，三阴交穴对人体究竟有什么神奇作用呢？常揉三阴交穴的好处不胜枚举，首先就是补血养颜、紧致肌肉。中医学认为，脾主肌肉，随着年龄的增长，人的肌肉逐渐变得松弛，从而显现出衰老。常揉三阴交穴则可以健脾，从而减缓肌肉变松弛的进程，使女性保持健康的肌肉状态。

三阴交穴还能够调理月经、改善皮肤状况。三阴交是三条经络交集的穴位，其中，脾化生气血，统摄血液；肝藏血；肾精生气血。女人只要气血足，月经不调等问题都会消失，从而与月经不调有关的脸上长斑、痘痘、皱纹等问题也就迎刃而解了。

经常按摩三阴交穴，还可以调治肌肤过敏、湿疹、荨麻疹、皮炎等皮肤疾病。皮肤之所以过敏，出现湿疹、荨麻疹、皮炎等，都是体内的湿气、浊气、毒素在捣乱。三阴交是脾经的大补穴，而脾的主要功能之一就是把人体的水湿浊毒运化出去。每天在脾经当令之时（也就是上午9：00～11：00），按揉左、右腿的三阴交穴各20分钟，就能把身体里面的湿气、浊气、毒素排出去。不出1个月，皮肤就会变得光洁细腻、干净无瑕了。

另外，三阴交穴还能调治脾胃虚弱、消化不良、腹胀腹泻、白带过多、子宫下垂、全身水肿、眼袋浮肿、小便不利、脚气、失眠等症。按摩一个小小的穴位就可以改善这么多种病症，我们何乐不为呢？

三阴交穴位于小腿内侧，脚踝骨的最高点向上 3 寸处。将自己的手横着放，距离脚踝骨约 4 根手指横放的宽度，就是该穴。在摸这个穴位的时候，一般都有一点胀，压的时候会有痛感。用双手拇指同时按揉双腿的三阴交穴，可调治脾胃虚弱、腹胀腹泻、消化不良等症状。

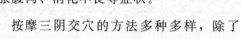

按摩三阴交穴的方法多种多样，除了用拇指指端按压对侧三阴交外，也可以先以顺时针方向、再以逆时针方向揉三阴交穴，持续 10 分钟。还可以采用叩击法，双手握拳有节奏地叩击对侧三阴交穴，叩击 20 次左右，交替进行。除此之外，将手掌擦热，摩擦对侧的三阴交穴，反复 20 次，效果也很好。

这里为大家推荐一种最有效的方法——艾灸。点燃艾条，对准三阴交穴进行艾灸，每次进行 15～20 分钟，7 天为 1 个疗程；休息一两天后，再进行第 2 个疗程，一般灸 1～2 个疗程即可获得令人满意的疗效。艾灸时，你能明显感到穴位有温热舒服的感觉，这是正常的病理反应。

每天坚持按揉三阴交穴，不仅对自身的保健非常有益，还能使你远离衰老，不再惧怕岁月的侵蚀。当然，需要提醒大家的是，对于穴位的按揉，不要指望一两天发生改变，一定要长期坚持才能看到效果。

每日拍打足三里，胜过进补老母鸡

我国民间有"拍打足三里胜吃老母鸡"的说法，是有一定科学道理的。中医认为，人体的"足三里"是一个具有滋补强壮功效的穴位。经常按摩该穴位，可以治疗胃痛、腹痛、腹泻等消化系统疾病以及高血压、虚弱、贫血、下肢瘫痪、膝关节痛等疾病。

在古代的日本东京，每建成一座新桥，都要邀请年龄最高的长者第一个踏桥渡河。有一年，江户的永代桥建成之后，依照习俗，三河国的174岁的万兵卫第一个"初渡"。在"初渡"仪式上，德川将军问万兵卫有何长寿之术。万兵卫回答道："这事不难，我家祖传每月月初8天连续灸足三里穴，多年不变，仅此而已。我虚度174岁，妻173岁，子153岁，孙105岁。"德川听后很是感慨，而足三里穴这个长寿穴也因此脍炙人口。在日本，"30岁以后灸足三里"这一习俗也广为流传了。

其实，日本人善灸法的习俗来自于中国，特别是其中"灸足三里，得长寿"的养生秘诀，更是为古今医学大家和养生大家所推崇。从古至今，人们一直非常重视足三里穴的保健作用，《黄帝内经》中曾指出："邪在脾胃，则病肌肉痛，阳气有余，阴气不足，则热中善饥；阳气不足，阴气有余，则寒中肠鸣腹痛。阴阳俱有余，若俱不足，则有寒有热。皆调于足三里。"说明足三里穴有着极佳的调理之功——健脾化痰、补益正气，使得脾胃健康、气血调和，令体质增强，强壮全身。

在我国民间，也有"常灸足三里，胜吃老母鸡"一说。为什么灸足三里与吃老母鸡有同等功用呢？中医认为，鸡肉能补肾益精、补益脾胃、补血养阴，可用于治疗阳痿、遗精、少精、食欲不振、面色萎黄或产后体虚、头晕、少乳及闭经、月经量少等。老母鸡的补益作用更高，对于病久体虚的人颇为适宜。人们在不断与疾病做斗争的过程中，发现足三里穴具有和鸡肉类似的作用，是人体的保健要穴，同样具有补肾益精、补益脾胃、补血养阴的作用，而且保健效果更好，故有"常灸足三里，胜吃老母鸡"一说。

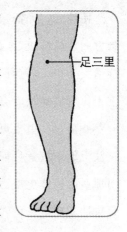
足三里

足三里穴是足阳明胃经上一个具有滋补强壮功效的穴位，也是治疗肠胃疾病的要穴。足三里可以写作"足三理"，意思是可以通过这个穴位对身体进行多种多样的调理。那么，"三理"到底是哪三理呢？就是理上、理中、理下。胃处于肚腹的上部，胃胀、胃脘疼痛的时候就要"理上"，按足三里穴的时候要同时往上方使劲；腹部正中出现不适，就需要"理中"，往内按就可以了；小腹在肚腹的下部，治疗小腹上的病痛，得在按住足三里的同时往下方使劲，这叫"理下"。

现代人通常气血不足，身体处于"亚健康"状态，这在很大程度上都是受到消化不良的影响。胃肠功能不好，人体的吸收能力就弱，吃进身体里的食物经常因为无法吸收而直接排出，营养得不到充分利用，身体自然就不好。每天花上几分钟坚持按摩足三里穴，就能换来脾胃的健康，是一件非常划算的事。

足三里穴位于外膝眼直下 3 寸，即小腿胫骨前缘外侧膝关节下 4 指宽处（不包括大拇指）。按揉足三里穴能预防和减轻很多消化系统的常见病，如胃及十二指肠球部溃疡、急性胃炎、胃下垂等。按摩这个穴位对急性胃痛也有明显疗效，对于呕吐、呃逆、嗳气、肠炎、痢疾、便秘、肝炎、胆囊炎、胆结石以及、高血压等，也有很好的治疗改善作用。

按揉足三里穴要遵循"寒则补之，热则泻之"的原则：如果是针对受寒引起的胃部不适，手法上的指腹方向就得往上；如果是针对暴饮暴食而引起的胃痛、腹部不舒服，手法上的指腹方向就得往下，通过泻法来排出淫邪之气。

按压时，大拇指指腹稍用力，分别对准两腿的足三里穴，先按顺时针方向旋转按压 50 次，再沿逆时针方向按压 50 次，至皮肤有热感、病症消失为止。病症严重者按上述方法每天进行 3 次左右的按压，连续两三天，胃痛症状就会明显减轻。

刺激足三里也可用艾灸的方法，就是把艾炷直接放在穴位上面灸，皮肤上面不放置任何导热的物体。这样对提高人体自身免疫力有好处，对那些由机体免疫力下降导致的慢性疾病（比如哮喘）治疗效果很好。每星期艾灸足三里穴 1～2 次，每次灸 15～20 分钟。艾灸时将艾条置于离皮肤 2 厘米处，灸到局部皮肤发红，然后缓慢地沿足三里穴上下移动，注意不要烧伤皮肤。

久坐易伤肉，大横穴帮你解忧愁

　　现代都市人的生活中，"坐"是一种非常普遍的状态。有些人因为工作常常一天从早坐到晚，很少有运动的时间。中医认为"久坐伤肉"，长期久坐势必会造成脂肪堆积、肌肉水平下降。为了应对这种情况，建议大家常常按摩大横穴。大横穴不仅可以治疗脾胃"硬伤"，还能防"肉伤"，是上天献给"久坐族"最好的礼物。

　　时下，在电脑前工作的人越来越多，会计、编辑、教师、IT从业人员……他们被称为"久坐族"。这些人由于经常坐着办公，很少有运动，所以久坐后常常感觉腰部和臀部不适，比如腰痛、臀部结疖等。

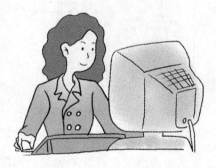

　　这表面上看是"久坐伤肉"，事实上伤的是脾。中医认为，脾主肌肉四肢，如果久坐不活动，就会损伤脾脏的功能，从而导致脾虚、肌肉萎缩、四肢无力等。很多人在久坐后会感觉身体困倦，就是这个原因造成的。

　　久坐还会使我们的小肚子长肉，这其实也就是脾的运化失调导致的腹部肥胖。笔者有一个朋友，曾经是模特。那时他的身材可谓让女人看了心动，让男人看了嫉妒。后来，在父母的建议下，他转了行，进了政府机关工作。笔者最近一次见他，差点认不出来。他整整胖了一圈，原来平坦的腹部现在长满了赘肉，那些赘肉松松垮垮地拥在腰间，很影响形象。他对笔者苦笑着自嘲："哎，整天在办公室坐着，就成了现在的这副模样。"

对于本身脾胃功能不太好的人来说，久坐会使脾更加虚弱。可以说，健脾的最好方法还是多动。可是，对于那些工作中经常需要坐着的人来说，如何保护自己的肌肉呢？除了没事时有意识地起来活动活动四肢外，还要多按摩脾经上的大横穴。

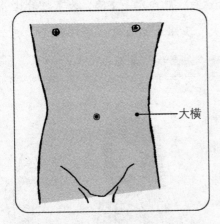

大横

大横穴位于肚脐旁开 4 寸处，具有温中、健脾、理肠的功效。大横穴的"大"指的是穴内气血作用的区域范围很大，换句话说，只要按揉这一处，就能"造福"身体的很多处。比如，能有效保护肌肉，增强脾胃运化能力，消除便秘困扰，减缓脂肪堆积，减掉腹部的赘肉等，好处数不胜数。所以，经常嚷着要减肥、经常久坐的朋友应好好重视这个穴位，并坚持按摩。用不了多久，你的脾胃功能就得到改善了。脾胃一强，肌肉自然变得结实有力，腹部上的赘肉也会慢慢消失。

大横穴不仅可以治疗脾胃的"硬伤"和"肉伤"，还能使你保持心情愉悦。说到这里，有人可能不理解，大横穴和心情有什么联系呢？中医认为"脾在志为思（忧）"，所以，"久坐族"在办公室里待久了，就会变得少言寡语，这很正常。想得多了，说的话就会少些。常按这个穴位，你就会变得话多起来，精神头也足了。

取穴时，建议大家平躺，因为大横穴位于人体中腹部两侧。用两个拇指顶在大横穴位置，然后做轮转按摩即可。或者采用食指按压的方法，每次按压双侧大横穴，以感觉酸胀为度，重复50～100次。

此外，我们还可以利用艾灸的方法，对着大横穴灸20分钟，便可以轻而易举地使腑气通畅，改善人体的脾胃功能，进而消除因久坐引起的各种不适。

✚ 减体重、治胃病，按摩公孙好处多

公孙穴是脾经的络穴，入属脾脏，联络胃腑，又和位于胸腹部的冲脉直接相通，所以可兼治脾胃和胸腹部各种疾患。只此一个小小的穴位，就免去了去医院吃药打针之苦。我们平时只要对公孙穴多多关注，必定能养足自己的后天之本。

我们都是炎黄子孙，但很少有人知道黄帝叫什么。《史记》记载，黄帝复姓公孙，名轩辕。公孙穴以黄帝的姓命名，正是取帝王居中央而统治四方之意。公孙穴是脾经的络穴，与冲脉相通。脾主土，在人体的正中央，主运化水谷精微，将其输布全身，是人体的后天之本，暗合统御之道。

作为统领全身的穴位，公孙穴最直接、最明显的功效体现在胸腹部。胸部、腹部的一切问题，比如腹胀、不明腹痛、心痛、胃痛、胸痛等，都可以通过公孙穴得到治疗或缓解。举个例子，有些人常常吃饭不规律，吃完饭觉得心口不舒服、气闷，这种情况十有八九是肠胃病的症状，有空可以按摩公孙穴，从而提升脾气、疏通气机、促进肠道蠕动。

此外，公孙穴也可以辅助治疗一些妇科病症。原因何在？中医认为，公孙穴通冲脉，督、任、冲三脉皆起于胞宫，其中冲、任二脉与女子月经、生育有着非常紧密的联系。因冲脉具有含蓄十二经气血的作用，所以按摩公孙穴就等于对人体十二经的气血进行一次全面疏导，行瘀止痛的功效特别好。

公孙穴还有抑制胃酸分泌的作用，所以想减肥却饥饿难耐的人可经常按揉刺激此穴，达到耐饥的目的。很多人平时工作很忙，没有时间减肥，可以在工作或学习时将一只脚向外翻，用另一只脚的足跟踩压公孙穴，从而达到理想的减肥效果。

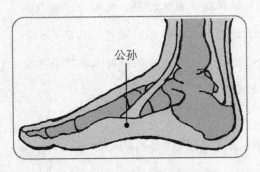

公孙穴有许多种取穴方法。它位于人的足内侧缘，第一跖骨基底的前下方；或于第一跖骨基底前下缘、赤白肉际处取穴，距太白穴后1寸；或在第一跖骨基底之前内侧下缘凹陷中、赤白肉际处取穴。平时为调节身体而找公孙穴时，没有必要按照治疗用的位置去找，以自己的压痛为准。笔者一般把公孙穴看作一个区域，在脚拇指跟后有一块很大的脚掌骨，在脚内侧沿着这个骨头按压，压到最具有酸胀或酸痛感的那一点，就是属于你自己的公孙穴了。

每天按摩公孙穴 50 次左右，对脾胃有很好的调理作用。此外，也可以采用艾灸法，用艾条熏灸此穴，每次 15 分钟左右，能温补脾阳。灸的时候有个窍门——雀啄灸：皮肤感觉有点发烫就马上移开，然后再接着熏灸；反复进行，犹如小鸟啄食，可以很好地保护皮肤。

当然，不管按摩还是艾灸，都讲究持之以恒。如果想起来就做一次，想不起来就中断，最后是不会取得满意的疗效的。调理公孙穴，每天至少要做 2~3 次。持续 3 个月，一定能看出效果来。

✚ 天枢增强胃动力，防治便秘与腹泻

天枢穴在肚脐两旁，是上下腹的分界，处于人体的中间地带。人的上半身为阳，下半身为阴，故天枢穴同时也是阴阳转换的枢纽。可见，天枢穴在人体当中是一个"交通要道"。经常按揉此穴，能促进肠道的良性蠕动，增强胃动力。

很多人都知道，便秘时揉一揉小腹就可以促进排便，但不知道其中的原理。其实，在人体肚脐旁 2 寸处（或者说是人身的中点），存在一个神奇的穴位，我们刺激到它，便会使得人体全身的气血都运转起来。

这个穴位就是天枢穴，正是它在任劳任怨地为我们工作。

天枢穴是足阳明胃经上的一员"大将"，也是手阳明大肠经上的募穴。所谓募穴，就是指它集中了五脏六腑之气。从位置上看，天枢正好对应着肠道，因此，按揉此穴就能促进肠道的良性蠕动，增强胃动力。又因为它与脏腑是"近邻"，内外的病邪侵犯人体时，天枢穴都会出现异常反应，所以它还起着"信号灯"的作用。

《黄帝内经》中说："天枢之上，天气主之；天枢之下，地气主之"，说明这个穴位是升降清浊的枢纽，人体的气机上下沟通、升降沉浮，都要经过这里。就像长江大桥能让南北变得畅通一样，有了它，人体头部和足部之间的经络就能通达。我们每天吸收到肠胃里面的营养物质在这里开始分成清与浊，营养精微物质在这里变成血液被吸收，糟粕的东西则从此处向大肠排去，因此天枢穴就是一个中转站。这个穴位在临床上常用于治疗肠胃疾病，如消化不良、腹痛、腹泻、便秘等。

有的朋友看到这里可能会觉得很惊奇，天枢穴还可以治疗腹泻吗？没错，正如上述说明，这个穴位是一个升清降浊的地方，对肠腑有着明显的双向调节的疗效，不仅能解决便秘的困扰，还能及时止泻。

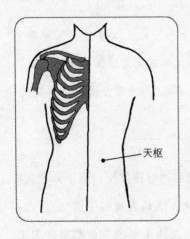

天枢

如何按摩天枢穴呢？把右手中间的3指并拢，在肚脐左侧2寸处找到天枢穴，用中指指腹点按天枢穴约10分钟即可。

天枢穴在肚脐左右各有一个，对于便秘和腹泻患者来说，对穴位的刺激方法各有不同。如果是便秘症状，就采用上面的按摩方法，重点点按左边的天枢穴（因为左边可以促进排便），每天多操作几次，效果就出现了；如果是腹泻症状，则需采用艾灸法，将艾条对准天枢穴灸20分钟左右。因为腹泻属于寒性，所以用灸法会取得更好的疗效。

天枢穴还可以改善我们的睡眠状况。现在有睡眠障碍的人群越来越庞大，很多人失眠就是由"胃不和"引起的。要想克服睡眠障碍，就必须先治疗引起睡眠障碍的疾病，特别是已经确诊有胃炎、肠炎、胃溃疡、十二指肠溃疡等消化系统疾病的人，或者是有慢性胃病病史、经过一段时间治疗还没有痊愈的朋友，都应该意识到是肠胃问题导致了睡眠障碍。遇到这样的情况，坚持按摩天枢穴就可以收到意想不到的效果。

除此之外，天枢穴还可以给人体带来很多好处。比如女性朋友都比较关心的减肥问题，不论属于哪种类型的肥胖，利用这个穴位都可以达到美体瘦身的效果。

对于气虚引起的肥胖者，常常按摩天枢穴能够慢慢改善脏腑气机，减少体内湿气，自然就起到了减肥的作用；对于水胖者来说，天枢穴所主管的区域刚好是人体的皮下组织，按摩这个穴位就等于将胃经里的艮土之气输送到了皮下。"土克水"，皮下组织里的气息多了，水气自然就少了，体重就能够减下去；对于实胖者来说，每日坚持按揉天枢穴，能够从根本上减少脂肪的堆积。在每天早晨 7：00～9：00 这个时间段按摩，减腹部赘肉的效果是最好的。

按摩内庭去胃火，让你呵气如兰

中医认为，人之所以会有口气，主要是自身的胃火过旺所致。津液随气上升而郁积生热，时间长了就要化生为火，口中的异味就是由胃内的热引起的。因此，口臭者应经常按摩胃气，以消除胃火。对于没时间敲打胃经的朋友，还有一个简便的方法——按摩胃经上的内庭穴。日日坚持，定能赶走恼人的口臭。

在唐代，有一位著名的宫廷诗人，名叫宋之问。他长得仪表堂堂，而且满腹诗文，这样的人才理应受到武则天重用。令人费解的是，武则天却对他避而远之。于是，宋之问写了一首诗，呈给武则天以求得到她的赏识。谁知，武则天读后却对一近臣说，宋卿哪方面都很优秀，可是，他就是不知道自己有口臭的毛病。

在日常生活中，很多朋友都存在不同程度的口臭。口臭虽然看起来很不起眼，却让人们深感尴尬与不快。比如，当你与人谈判时，与伴侣谈情说爱时，与别人近距离接触时，口臭的到来无疑会大煞风景。因此，毫不夸张地说，口臭不是一个小问题，而是你成功路上的"绊脚石"。若不及时清除，不仅会让脏腑的情况继续恶化，还会令人对你避而远之。

那么，口臭是如何形成的呢？这是很多朋友都想要了解的。中医认为，体质强壮、神清气爽、口舌生香是人体脏腑活动正常的外在表现。而口臭的发生则与内脏有火相关，如胃火灼盛、肺胃郁热、大肠实热、食滞等因素，其中以胃火炽盛者最为常见。朱丹溪在《局方发挥》中指出："平时津液随上升之气郁结而成，郁积之久，湿中生热，故从火化，遂作酸味，非热而何？"意思就是，人体的津液随气上升而郁积生热，时间一久就会化生为火，口中的酸味、臭味就是由胃火引起的。

有些朋友会问，我们该如何判断自己是否有胃火呢？除了口臭症状外，你还可以观察自己的舌苔。如果你的舌质是红色的，而且舌苔发黄的话，那就意味着胃里有火。另外，胃火大的人还存在牙龈肿痛、胃口不好、大便燥结、上腹不适等症状。如果你也有这些表现，那么就应该及时采取治疗措施了。

没事时敲打一下胃经，就是清除胃火、赶跑口中尴尬之气的有效方法。可是对于忙碌的上班族来说，有时劳累一整天没有时间关照自己的身体，该怎么办呢？这里为大家介绍一个特效穴——内庭穴。中医认为，内庭穴是清胃火、除口臭的"高手"，每天坚持按摩，口气就会慢慢变得清新起来。

每天早晨 7：00～9：00 是胃经经气最活跃的时间段，大家不妨在这时候对内庭穴加以刺激。内庭穴位于我们的脚面上，第二脚趾和第三脚趾之间脚缝的后方大约一手指宽处。你可以先用左手大拇指指腹按住左脚的内庭穴，轻轻揉动 1 分钟，以穴位感觉酸胀为宜；按完左侧，再换作右手大拇指，以同样的方

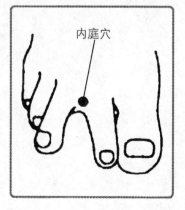

内庭穴

法按摩右脚的内庭穴，时长同样为 1 分钟，即总共 2 分钟。做完这两组

穴位按摩后，还可以将双脚互相摩擦、反复上下扳动脚趾，这些动作也会使血液循环顺畅，增强清泻胃火的效果。

内庭穴不仅具有上述功效，还可以消除恼人的"青春痘"；对于肥胖者来说，经常按摩内庭穴可以将胃里过盛的火气降下来，从而起到降低食欲、减肥的作用；对于上了岁数的中老年人来说，消化功能大大减弱，常有消化不良、食欲不振、排便困难等症状，也可以通过刺激内庭穴来得到改善。总之，这是一个非常好的穴位，大家平日一定要善加利用，这对身体而言是大有裨益的事情。

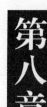

第八章

好心情带来好脾胃，养脾胃也要养情志

情绪是脾胃健康的晴雨表，对脾胃的保健非常重要。不良情绪的刺激会影响脾胃的消化、吸收功能，导致胃病。因此，胃肠经常不舒服的人一定要善待自己的情绪，处事豁达大度，不要钻牛角尖，这样才有助于保护脾胃。

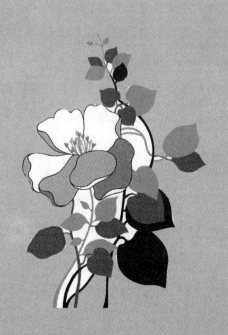

情绪不好，脾胃功能失调

生活在社会中的人常常扮演着复杂的角色，有太多太多费心劳神的事情要做，这样一来，压力就不可避免。有些人常常因为一点小事儿就生一肚子闷气，又没有合适的倾诉对象，这些闷气便会形成毒素堆积在人体内，久而久之就会伤害到脾胃。

我们经常听到有人说"气得胃疼"或者"气得吃不下饭"，而高兴的时候则会"胃口大开"，可能你会觉得很奇怪，生气或者高兴是心情的问题，跟胃口有什么关系？其实，情绪会影响到体内气血的运行和脾胃的受纳、运化功能。当情绪舒畅时，气血冲和，脾胃能正常工作，消化、吸收功能就正常，食欲就好；如果情绪不畅，则气血逆乱，脾胃气滞，其运化功能受到影响，自然就茶不思、饭不想了。所以说，脾胃是最能感知情绪的脏器，心情不好，首先影响的就是脾胃。反过来说，脾胃不好，也会影响到你的心情。

脾胃是有"感情"的。临床发现，追溯胃病患者的病史，约七成跟情绪有关。据进一步研究发现，胃功能失调者患抑郁症等各类情绪病的几率比一般人高 3～4 倍。由于"情绪"变化常可引发胃肠功能的改变，所以脾胃被称为人体情绪变化的"晴雨表"。

笔者曾经接待过一位小患者，这个孩子只有 15 岁。他从初一开始因学习压力大成绩下降，以至于害怕到学校，只要一进学校就开始肚子疼，严重时在床上打滚，有时还会呕吐。起初，孩子的家长以为孩子在装病，后来看见孩子真的面露痛苦，才带孩子找到了笔者。笔者分析孩子的具体情况，认为是肝气郁结、横逆伤胃导致腹痛、呕吐。经过一个暑假的中药调理，孩子恢复得较好，个头也蹿了不少。

现代医学中的很多资料表明，不良情绪会对脾胃直接产生不良影响，比如这个孩子出现的神经性呕吐的症状就与心情不愉快、心理紧张、内心冲突有关。此外，情绪不佳还容易诱发胃肠神经官能症。研究进一步指出，人的愤怒和紧张情绪会促使胃液大量分泌，胃酸相应增多，过量的胃酸对胃黏膜屏障造成了破坏，易引起胃黏膜损伤性病变，或者加快胃肠痉挛、引发局部疼痛等；人在恐惧、悲伤、抑郁或思虑时，胃血流量明显减少，从而抑制胃酸分泌，并减缓胃运动，造成食糜大量聚集，从而引起消化不良、胃下垂等不良反应。

我国古人很早就认识到"情志伤胃"，古代先贤对胃病的治疗多重"调节情绪"。据古书记载，宋代文学家秦官得了胃病，情绪十分不好。一天，他的一个朋友拿着王维的画来拜访，并告诉他："天天看这幅画，你的胃病肯定会好。"秦官满腹怀疑，但朋友的面子又不好驳回，于是便接受了朋友的好意，每天躺在床上看那幅画。他看到画中山清水秀的美景和画上题的优美诗词，心情变得非常好，犹如身临其境。过了一段时间，他的胃病果然好了。这个故事在一定程度上说明，情绪对脾胃具有重要影响，所以，要养脾胃，先养心情。

人的一生不可能事事顺心，没有半点烦恼，就看我们以怎样的心境来对待了。心情不好时不要憋在心里，会增加心理负担。如果不能尽情地发泄情绪，会使一个人郁郁寡欢、闷闷不乐；但情绪若能适度地得到宣泄，则能够促进个人的心理健康。比如，当你遇到超负荷的压力时，不妨找一两位知己好友聊聊，将心中的烦闷说出来，同时听取一下他人的意见。也许这些意见对你没有实质性的帮助，但是在你倾诉的过程中，坏情绪随之排出了，你会觉得身体轻松了好多，这就是宣泄情绪的意义所在。

我们也可以运用以情胜情法，当遇到不良情绪时，把注意力转移到其他事情上，做一些自己感兴趣的活动（比如游戏、打球、下棋、听音乐、看电影、读报纸等），使紧张的情绪松弛下来，从而缓解消极的情绪，调动愉快的情绪。

中医认为，唱歌对调养心情以及保养脾胃非常有好处。按照中医理论，唱歌的声音属于脾脏，呻吟的声音属于肾脏，哭的声音属于肺脏，而笑的声音属于心。所以，没事儿的时候跟朋友去唱唱卡拉 OK，试着放声高歌，有助于舒缓情绪，对脾胃虚弱的人群来说有益无害。

对久居城市的人，建议走出喧嚣的都市，走向辽阔僻静的郊外，一边感受清新的环境，一边以唱歌的方法排遣不快。平时不爱唱歌的人也要哼几句小曲，将内心的烦恼、积在胸中的闷气、浊气随着歌声释放出来，顿时能感觉到心旷神怡、身心轻松。俗话说"小曲不离口，病魔绕道走"，这是有一定科学道理的。尤其是中老年朋友，在郊外秋游时一路高歌，真可谓延年益寿的良方。

我们经常说，养生要先养心，这里的"心"多半指的就是心情。如果你能淡然地生活，不强求、不苛求，那么，你一定能够发现安享健康的秘密。

✚ 百病生于气，心态平和最重要

　　"百病生于气"载于《素问·举痛论篇》，原文为："余知百病生于气也，怒则气上，喜则气缓，悲则气消，恐则气下，寒则气收，炅则气泄，惊则气乱，劳则气耗，思则气结。"旨在说明气的运动失常是很多病症发生的内在机理。为了脏腑康健，我们一定要保持平和的心态。

　　《素问·举痛论篇》中说："余知百病生于气也，怒则气上，喜则气缓，悲则气消，恐则气下，寒则气收，炅则气泄，惊则气乱，劳则气耗，思则气结。"这段话从外感邪气、情志过激、过劳所伤之"九气为病"，论述了"百病生于气"的发病学观点，认为气机失调是疾病发生的基本机理，这一观点具有很高的理论价值和临床意义。

　　所谓"怒则气上"，是说人一生气发怒，气就会往上走，这对患有心脏病或是脑梗类疾病的人来说是最忌讳的。发怒会让血气向上冲，脑血管就会破裂。针对这种情况，中医学中有一个非常简单易行且行之有效的方法——"十宣放血"，就是用扎针的方法把10个手指指尖扎破，把血挤出来。这样能够缓释头部压力，避免气血上升给大脑造成损害。

　　那么，"怒则气上"还会引起什么疾病呢？由于气往上走，但胃气又不降，这个时候人很可能会出现呕血的现象。而且，如果你的怒气全堆积在上边，那么身体下面会出现的病症就是"泻"。"泻"会导致大便不成形或消化不良，这时，你就会吃什么便什么，营养无法被正常吸收利用。这也是发怒反作用在我们身上的一种症状。

接下来说一说"喜则气缓"的含义。在这里，"缓"是一个通假字，通"涣"，是涣散的意思。就是说喜悦心情如果超过一定的限度，会造成心神涣散，人体内的气就完全散掉了。中医早有记载，过喜或过恐都会导致人骤亡，这两种过度的情绪会严重影响人的健康。我国古代历史上不乏大笑而亡的人，据说宋代的抗金名将牛皋听到金兀术被杀以后，一时抑制不住喜悦的心情，最后大笑而亡。这主要是因为大笑让他体内的气一下子就散掉了。在日常生活中，心脏病患者在犯病之前，都会或多或少出现散气的情况，当这种情况开始加重的时候，就说明这个患者进入生命垂危的阶段。

生活中最容易出现"喜则气缓"的应该非老年人莫属。例如，老人一年到头见不到儿女，逢年过节突然见到了，就容易"喜则气缓"。气往外散，再加上过年过节吃得好，他们的脾胃自然受不了，很容易诱发心脏病。

什么叫"悲则气消"呢？中医认为，哭会令人的元神消散，哭的时间越久，体内的气就越短。

"恐则气下"，则指当人受到惊吓或者过于恐惧的时候，人体内的气就会下陷，这个时候上焦完全封闭了，而下焦则整个打开。举个通俗易懂的例子，人们在极度惊惧的时候，通常会出现尿失禁等症状，这就是气往下走造成的，人体固摄不住，一下子全泄了。

再给大家讲个故事。有一个孕妇要临盆了，但却一直生不出来。这时有一个叫天胜的名医来到了她的家中，抓起一把铜钱往女人家的墙上一扔，那个女人就奇迹般地生产了。村子里的人不明白是怎么回事，就问那个名医是怎么做到的，医生笑了笑说道："人没有不爱钱的，所以肚中的小孩一听见钱声就赶快出生了。"当然，这只是一句玩笑话罢了。事实上，这主要是因为那个孕妇听到了铜钱撞在墙上的"哗啦"一响，一害怕，气往下一走，就把孩子给推出来了。

所谓的"寒则气收"，就是指人体受凉寒之后，气就会往回收。这主要是因为人体内部有自我保护的功能。比如在寒冷的季节里，温度降低，人的毛孔就会马上关闭，这样气就会回到中焦，出现四肢寒凉的感觉。

下面再来了解一下"炅则气泄"。"炅"是热的意思，如果身体过热的话，体内的气就会宣散出去，这样人就会不停地流虚汗。而汗液是心里生出来的，过度的出汗就会严重危害心脏的健康，对身体有害无益。

"惊则气乱"是指惊会伤身，这个问题在《黄帝内经》中被反复提到。比如患了胃病的人通常会出现一个症状，叫作"闻木声则惕然而惊"，就是说一听到木头的声响就会吓一跳。这是为什么呢？从五行生克角度来看，木克土，土主中焦脾胃，所以当人听到木头的响声时就会感到害怕，体内的气机一乱，就会引发胃病。其实，凡是惊恐方面的病症，都跟两个经脉有关：一个是胃经；另一个就是肾经。

什么是"劳则气耗"呢？"劳"这个字在古代特指房事。房事是最消耗精气的一种活动，适当的房事可以起到刺激内分泌、新陈代谢的作用，但房事过于频繁则会伤及五脏六腑，尤其是伤肾、脾、胃之气，对人体有害无益。

最后，我们来了解一下"思则气结"。"思"，顾名思义，就是思考。如果你长时间为一件事想来想去，那么，你体内的气就凝聚在一起，变得不畅通，这样不仅会导致消化不良，还会引发多种疾病，久而久之，脾胃就会出现问题。

由此可见，"气"为百病之源，经常动气不仅给脾胃带来伤害，也会对身体的其他脏腑带来负面影响。因此，我们在生活中应注重情志养生，保持心态平和，千万不要因为一点小事就大动干戈，否则只会伤人害己，得不偿失。

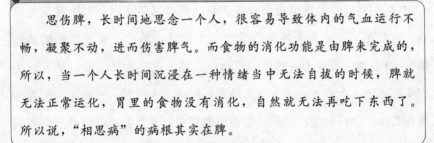

"相思病"的病根其实在脾

思伤脾，长时间地思念一个人，很容易导致体内的气血运行不畅，凝聚不动，进而伤害脾气。而食物的消化功能是由脾来完成的，所以，当一个人长时间沉浸在一种情绪当中无法自拔的时候，脾就无法正常运化，胃里的食物没有消化，自然就无法再吃下东西了。所以说，"相思病"的病根其实在脾。

"相思病"，往往是对某个人产生爱慕之心，却无法与朝思暮想的对象相见，由此产生的极度思念。严重者深陷情感之中，整日别无他想，影响到自身的工作、学习、生活，陷入一种类似于病态的状况，被称为"相思病"。

相信每个人都曾为心仪的人心动过，也能理解相思的感受。可是你知道用什么能治疗"相思病"吗？如果笔者告诉你，答案就是牛肉和猪肚，你可能会捧腹大笑，但有一个小故事却能够证明这一切。

古时候，有一个年轻人，生于四川，在浙江一家客店里当伙计，人称店小二。此人年华正茂，却精神萎靡不振，身体枯瘦如柴。原来，他是为生活所迫，三年前撇下卧病在床的老母和刚刚娶进门的弱妻，只身一人来到浙江谋生。在漫长的一千多个日日夜夜里，由于思念亲人，每到夜深人静，他都要拖着疲惫的身子，翘首遥望家乡的方向。

有一天，一个医术高明的王医生在店中借宿。看见店小二一副面黄肌瘦的样子，王医生很是同情，于是想帮帮这个小伙子。他问了问小伙子的情况，顿时心里就有了底。那晚，王先生把店小二叫到自己的房间里，用煮得稀烂的牛肉、猪肚招待他，并且与他攀谈，在精神上给予百般抚慰。半个月后，店小二的精神略有振作，体力也稍稍增强，气色转佳，脉搏也有力了。此时，王先生提笔开了3剂药方，嘱店小二在3天内服完。谁知刚刚服完2剂，店小二便觉腹中绞痛难耐，随后泻出一些血块与痰涎。在王先生的照顾下，店小二的"相思病"很快就痊愈了。

店小二的病看起来似乎没什么大不了，但不治却永远瘦而无力。王医生简单地问了问情况，就知道他是思虑过多引起营养匮乏，也就是患了"相思病"。王医生用了"补土健脾"的办法，所以达到了预期的效果。

这种治病的方法不是王医生凭空杜撰的。中医认为，"思伤脾"。长时间的思虑会使脾受伤，导致其功能减弱，饮食不佳，四肢无力，气血不足，脉也必然无力。久而久之，营养严重匮乏，造成面黄肌瘦，精神萎靡不振。因脾胃运化水谷的功能失调，又使痰饮、瘀血结而聚之。对这种因为想念或者长时间思考某件事情而引起的脾运化无力、不思饮食的症状，就得想办法来健脾了。

王医生先用两味肉类食品调理脾胃，补给营养，这是有道理的。中医认为牛肉属土，入脾经，能益气生津，补脾固中。较长时间服食牛肉糜，能促进肠胃的新陈代谢，使肠胃中的停痰、血块随流而下。因此此法被古代学者称为"奇法"。猪肚一般用于补虚，中医认为它能使脾胃强健。这里将猪肚与牛肉配伍，又加强了牛肉的作用。至于后来王医生为店小二开的 3 剂药方，其实就是泻药，仅起到排除剩余污秽的作用而已。

不过，心情不好、思虑过度的人很可能没心情用牛肉和猪肚熬汤。所以，这里为大家推荐一道温脾和胃酒，在心里有事无法排遣的时候，喝上几杯，效果会非常好。这道药酒来自于《药酒汇编》，用来治疗脾虚导致的食欲不振，已经是久经临床考验的了。

这道温脾和胃酒由 7 味药组成，即人参 40 克，白术 40 克，淮山药 40 克，生姜 20 克，山茱萸、山楂、五味子各 30 克，这些中药比较常见，在药店就能抓到。另外，还要准备 2 500 毫升白酒，酒的度数不宜太高，38％左右为宜。

将这 7 味药切成薄片或者捣碎，用医用绵纸封包起来，放入容器中，再向容器中倒入白酒，密封浸泡 21 天，之后过滤去渣即可。不管是脾胃虚弱，消化不好，还是血脉运行不畅，都可以喝几杯药酒来调理脾胃。对思虑过度、食欲不振的人，每天三餐饭之后，喝上一小杯，过不了几天，"相思病"的问题就可以迎刃而解。

俗话说"心病还要心法医"，对于相思病的调理，虽然可以采取食疗的方法，但主要还是得提高自己的自制能力，开阔自己的胸怀，有针对性地采用一些锻炼和提高自制力的方法。比如平时找朋友、亲人倾诉自己心中的病根，通过他人的启蒙、开导、劝慰和指导，相思者很快就能解开自己思想上的困惑。

✚ 要想脾胃康健，没事笑一笑

> 笑是给脾胃最好的礼物。人愤怒、怨恨或焦虑时，胃和脸一样会充血而发红；人在悲伤、沮丧或忧郁时，胃液就会分泌不足，其活动也减少。不良的情绪还会影响肝的调节功能，进而影响到脾胃。因此，我们应保持乐观的心态，时刻露出微笑，这样不仅对自己的脾胃有益，也能让你广结人缘。

有这样一个故事：相传，古代名医张子和善治疑难怪病。一天，一个名叫项关令的人来求诊，说他夫人得了一种怪病，只知道腹中饥饿，却不想饮食，整天大喊大叫、怒骂无常，吃了许多药都无济于事。张子和听后，认为此病服药难以奏效，便告诉病人家属，找来两名妇女，装扮成演戏的丑角，故作姿态，扭扭捏捏地做出许多滑稽动作。项关令回去照做，他的夫人心情一下子愉悦不少。她一高兴发笑，病就减轻了。接着，张子和又让病人家属请来两位食欲旺盛的妇女，在病人面前狼吞虎咽地吃东西，这位夫人看着看着，也不知不觉地跟着吃起来。就这样，张子和利用怡悦引导之法，使病人心情逐渐平和稳定，最后终于达到不药而愈的效果。

显然，这位夫人因为情绪不佳导致食欲不振，进而影响到脾胃功能。两名妇女的滑稽表演让夫人开怀大笑，这一笑，脾胃不适就减轻了，胃口也随之恢复。此时，张子和再利用两名妇女刺激这位夫人的食欲，最终达到治愈的目的。

也许有的朋友会问，大笑为什么能让这位夫人食欲大增呢？这是因为，笑是一种非常好的健身运动。人在笑的时候，能调动53块肌肉。大笑可以为身体补给氧气，促进呼吸器官连续的动作和抽搐；大笑可以刺激人的脏腑，尤其使脾胃得到保健；大笑可以使中枢神经兴奋，促进消化液的分泌，使食欲增加；大笑还能令腹肌收缩，消除消化管紧张，促进胃肠道的蠕动。

国外也出现过证明笑具有增强人体正气、减轻压力、消除疾病的作用的事例。法国化学家法拉第患了神经衰弱症，发病时不能工作，不能休息，痛苦不堪。他虽遍访名医，但治疗效果不佳，病情越来越重。在他一筹莫展之时，一位朋友对他说："一个小丑进城，胜过一打医生。"于是，他一有时间就去马戏团看小丑表演，常常因为小丑的滑稽姿态而捧腹大笑。从此，法拉第的病情奇迹般地一天天好转。不知什么时候，他发现病完全好了。

现代生活工作节奏加快，竞争压力增大，都市人笑得越来越少了。其实，要想做到笑口常开，就要有意识地做一些努力。建议可以培养以下一些习惯：每天早晨起来对着镜子给自己一个笑容，遇到朋友、同事或者匆匆行走的路人，要尽量对他们微笑；多结交乐观的朋友，遇到快乐的事情一定要与周围的人分享，也耐心聆听他人快乐的事情，因为笑能传染；如果你性格内向、不爱笑，可以尝试看些喜剧片或笑话，并尝试讲给别人听；还要保持一颗豁达的心，凡事多往好的方面想，慢慢地，笑就会变成一种习惯。

当然，我们不可能每天都遇到令自己开怀大笑的事，这个时候不妨练习一套安全有效的大笑操。这套操的原名叫"大笑养生"，据说是由我国著名爱国将领、民族英雄张学良将军发明的养生方法。张学良将军享年 101 岁，他在常人难以忍受的半个多世纪的囚禁生涯中历尽磨难，而精神始终不垮，身心始终健康，精力始终旺盛。张学良的养生经多种多样，唯独他的大笑养生令人永记难忘。

张学良习惯于每日清晨 6 点起床登山，在登山的过程中，摸索出一套"大笑养生法"，具体做法如下：先喝 1 杯温水，滋润口腔和喉咙，然后慢慢吐出全身浊气，再吸入新鲜的空气，同时不断地放松身体。再稍稍提肛，对群山发出笑声、吼声，把体内的气全部吐出去。反复 3 次之后，放松一会儿，让整个身心完全恢复宁静。再重新吸气、提肛，像刚才那样哈哈大笑，笑声要从丹田里发出来，不断地笑，直至笑到没有力气为止。笑的时候，要有种把所有的烦恼都笑出去的感觉。接着，放松片刻，自然呼吸几分钟，再开始大笑，想象着全身每一个细胞、每一块肌肉、每一条神经都在大笑。笑过之后，放松整个身体，缓慢呼吸，再喝一杯温水。

在空气清新的野外，放声大笑，把闷在胸中的浊气、压力通过声带的振动释放出来，同时吸入更多氧气，精神顿时为之一振，心情也会焕然一新。这种方法不仅能愉悦身心、释放压力，还能够消除疾病，脾胃不好的朋友可以尝试一下。

我们常说"笑一笑，十年少"，西方谚语认为"开怀大笑是剂良药"。笑对健康的益处，得到了中西方医学专家的普遍认可。养生之道，贵在喜笑颜开。经常气恼容易酿成病，而快乐才是保养脾胃、延年益寿的不二法门。人生不如意十之八九，忧愁也是过一天，快乐也是过一天，何不快乐过一天呢？那么，从今天起，请保持迷人的微笑吧！

精神压力也是脾胃的"杀手"

> 　　饮食不当会损伤脾胃，精神高度紧张同样会"伤"脾。中医认为，思虑伤脾，也就是说想得太多、精神压力大会伤害脾胃。因此，我们应该积极调整生活方式，尽量保持作息规律化，善于释放自己内心的压力，以安抚敏感的脾胃。

　　以前有人做过这样一个试验：找来两只羊，把其中一只羊独自放在一个羊圈中，另外一只羊与一只狼圈在一起。结果没过多久，那只与狼在一起的羊就因为胃病而死。因为那只羊时时防备着身边的狼，即便在吃草的时候也不敢放松警惕，生怕一不小心成了狼嘴里的食物，整天处于精神紧张的状态之中。时间一长，胃病自然也就找上门来，这只可怜的羊最终也因为胃病而死亡，成为狼的一顿午餐。

　　为什么羊会因为胃病而死呢？这是因为在压力作用下，这只羊吃饭"食之无味"，如同一个机器般机械地进食，最终伤害到了脾胃。同样的道理，如果一个人整天处于精神紧张的状态下，也会损伤脾胃。我们都有过这样的经历：特别忙或者情绪不高的时候，往往会没有食欲，其实这与思虑伤脾有关。现代研究证明，压力会使人体减少血液、能量对消化道的供给，而把它们集中到肌肉和脑部来应付压力。如此一来，身体自然就没有多余的能力消化食物，脾胃疾病也就随之发生了。

　　类似的例子还有很多。据调查，第二次世界大战以后，前苏联人中发病率最高的两种病一个是高血压，另外一个就是胃溃疡。这除了与当时粮食紧缺有关外，也与当时的环境有关。"二战"的时候，到处是战争，人们的精神状态都比较紧张，整日在生死的边缘挣扎，饭自然吃不好，胃溃疡也就很容易发生了。

笔者遇到过一位患者，40岁左右，是一家公司的部门经理。他虽然事业已小有成绩，但却感到压力重重。公司里的年轻面孔越来越多，年轻人的气势咄咄逼人，而他从创新能力到精力都不如新人。论经验，公司还有许多比他年长的"老人"，他离退休还很遥远。他总觉得自己被夹在中间，几乎没有发展空间。而家里有房要供贷，有车要养，有儿子上学所需的大笔费用，有父母的养老金要自己供给……这一系列问题使他感觉喘不过气来。久而久之，他就患上了胃及十二指肠溃疡。

这种病的发作除了与饮食不当有关外，还与精神因素有很大的关系，很多长期处于焦虑状态的人最容易患此种病。笔者认为，这位患者的病症主要就是由工作压力过大所致，便重点对他进行心理疏导，教他以淡定的心态面对周遭，在减轻压力的同时提升个人业务能力。同时，笔者还给他开了几副方剂，并让他配合运动。过了半年，这位患者找到了笔者，他兴奋地说自己升职加薪了，还一个劲儿地称赞笔者为他开的药非常灵验，治好了他的胃及十二指肠溃疡。笔者告诉他，药物的作用是次要的，心病还须心药医，当一个人消除精神负担后，身体上的不良反应自然不药而愈。

在精神文明高度发达的城市，文化程度比较高的人更容易患胃病，这与他们所承受的精神压力、工作紧张程度有很大的关系。有些争强好胜、脾气倔强、过于追求完美的人，整天给自己定一些过高甚至不切实际的目标，这非但不能成为成功的动力，反而会因精神高度紧张而引发脾胃疾病。所以，每天适时地调节自己的情绪与压力显得非常重要。

我们应该怎样为自己正确减压呢？要学会感受压力，然后正确地释放压力。当觉得自己的情绪不对劲，如激动、抑郁或焦虑的时候，我们就应该停下人生的脚步，静静地审视一下自己，是不是做的事太多，或操的心太多，或面临的环境出了问题。

找到了原因，我们就要立即想办法释放身上的压力，或放弃正在做的一两件事，或暂时离开对自己不利的环境，甚至可以放下手头的工作，找个地方完全地放松自己。

放松的方式包括听音乐、郊游、兜风、野餐，以及那些基本上不用动脑筋的事情。不要觉得这些方法是不思进取、不求上进，事实上，适度放松自己是为了更好地生活，继而才能更好地工作。那些以为拼命工作就能活得更好的人是以透支生命为代价的，等他们认为自己可以好好生活的时候，他们的身体却无法听从召唤了。

除此之外，我们平时还应注意性格、情操及道德的修养，做到心胸豁达、待人和善，遇事不要斤斤计较、冥思苦想，更不要对身外之物多费心思。尽量避免不良情绪的刺激和干扰，保持稳定的心境和乐观的心态，这也是保养脾胃、祛病延年的妙方之一。

思虑易伤脾，巧用愤怒胜之

　　《黄帝内经》认为，人有喜、怒、悲、思、恐五志，并与五脏相对应。其中脾之志为思，故有"思出于心，而脾应之"的说法。正常的思虑对人体并无不良影响，但如果思虑过度，就会伤脾。脾气郁结，运化失健，就易导致饮食不香、消化不良，久而久之，整个人就会消瘦下去。

《黄帝内经》中有"思伤脾"的记载，从中医的角度讲，每一种情绪都可以影响内脏器官，导致人体气血运行方面出现问题。忧、思、恼、怒均伤脾，尤其是思，对脾胃的影响最大。

脾之志为思，故有"思出于心，而脾应之"的说法。正常的思虑对人体并无不良影响，但如果思虑过度，脾气郁结，运化失健，就易导致饮食不香、消化不良，久而久之，整个人就会消瘦下去。脾伤了，气血便失去了生化的根源。气血虚弱，其他脏腑也会受到连累，从而让人百病缠身，天长日久，甚至会威胁到生命。

思虑过度不但伤脾，还会导致睡眠不佳，日久则气结不畅，百病随之而起；过思还会引起肠胃的神经官能症、消化不良症，甚至引起胃溃疡。从中医观点来说，脾运化不好容易引起气结，导致腹部胀满，从而引起气血不足、四肢乏力的症状，形成气郁，并进一步发展为血瘀、痰瘀；过度思虑还会使女性月经提前或延后，甚至闭经。

三国时期的著名政治家、军事家诸葛亮就是一个爱操劳的人。建兴十二年四月，诸葛亮率军从斜谷出祁山，占据了五丈原，与魏国将军司马懿相持于渭河以南。诸葛亮几次向魏军挑战，司马懿都坚守营寨不应战。诸葛亮派人送去妇女服饰用品，想借此激怒司马懿出战。但司马懿在会见诸葛亮派来的使节时，却只问诸葛亮的饮食起居，而不提军旅之事。使者回答说："诸葛丞相起早睡晚，体罚二十以上的案件都要亲自过目；所吃的东西一日不过数升。"司马懿听了后说："诸葛亮这样下去，能长久吗？他的身体要垮了。"果然，就在同年8月，诸葛亮病死于军中，享年不足54岁。

杜甫《蜀相》诗云："出师未捷身先死，长使英雄泪满襟。"诸葛亮正当事业如日中天，却折寿早逝，人们在惋惜之余，往往把死因归结于"思虑过多"。他由于"愿尽愚忠"，常事无巨细，均必躬亲，大事小情都考虑到，负担繁重，不知休息，还要"硬熬"，于是积劳成疾，饮食失调，胃口不开，以致折寿。《五杂俎》中说："思虑之害人，甚于酒色。富贵之家，多以酒色伤生；贤智之人，多以思虑损奉。思虑多则心火上炎，火上炎则肾水下涸，心肾不交，人理绝矣。"这进一步证实了思虑过度是"贤智之人"诸葛亮损寿早逝的主因。

现实生活中"思伤脾"的例子也不在少数。比如每年高考前都会有很多学生患上神经衰弱，也就是所谓的"高考竞技综合征"，主要表现为注意力难以集中、记忆力下降、易疲惫等，就是因为高强度用脑、思虑过多而伤脾所致。再有一些上班族习惯不吃早饭，加之用脑较多，从而产生头晕、易倦怠等症状，也是脾脏受损所致。

对于思虑多的人，最好的解决办法是多与周围人沟通，保持情绪适度，不要在心里结疙瘩。在日常生活习惯方面，起居要有规律，多运动，保证睡眠；在饮食方面，不妨多吃竹笋、银耳、桂圆、蜂蜜等静心、安神的食物。

既然思伤脾，是不是要我们做到不思考呢？当然不是。从中医上讲，人不思虑就会有懒惰之象，身体越来越胖，体内的湿气也越来越重。所以思考不可少，关键是要做到"适度"。一般来说，正常人思考问题对人体并没有不良的影响，但在思虑过度、所思不遂的情况下，就会影响到脾胃的正常生理活动，以致引发疾病。所以，无论发生任何事，我们都不要想得太复杂，倘若遇到"百思不得其解"的事情，最好就不要去"解"它，因为越"解"越不顺，最终可能导致"气结"。人的一生不可能一帆风顺，我们应尽量让自己放宽心，很多事情顺其自然反而发展得更好。

有的朋友会说，我也想控制自己的各种想法和念头，但却不能自己，怎么办？别急，还有一种情志疗法，也可以帮助你消除忧思。中医认为，肝属木，在志为怒；脾属土，在志为思。肝木恰好能克脾土，也就是说怒气能克制思虑。一个人在想一件麻烦事时，很容易变得烦躁，容易发火，这时一定要让火发出来（只要别太过就好），这样就能克制过度的思虑。

《吕氏春秋·至忠》中记载了这样一个医学故事：公元前280年，齐闵王患了思虑病，整日闷闷不乐，沉默寡言，常无缘无故地叹气，经许多医生治疗也不见好转。齐闵王听说邻近的宋国有一位叫文挚的名医，医术高明，就派人前往宋国请来文挚医生。文挚详细地询问和诊断了齐闵王的病情后退下，太子问他："父王的病有治好的希望吗？"文挚回答："齐闵王的病我是能治好的。但是，齐王的病治好后，必然要杀死我文挚的。"太子吃惊地问："这是什么缘故？"文挚说："齐闵王的病必须用激怒的方法治疗，否则是无法治好的。我如果激怒了齐闵王，我的性命也难保全了。"太子急得不得了，恳求文挚无论如何也要救他父王一命。

就这样，文挚与齐闵王约好了看病时间，第一次文挚未如约而至，第二次他又失约了。连续失约三次后，齐闵王非常恼怒，痛骂不止。有一天，文挚终于来了，连礼也不行就走到病床前，不脱鞋就上床，还踩着齐闵王的衣服问病，气得齐王咬牙切齿，不搭理文挚，文挚更是得寸进尺，用粗话怒骂齐王，齐闵王再也按捺不住，从病床上翻身起来大骂不休。这一怒一骂，郁闷一泻，齐闵王的思虑病也就痊愈了。不过，齐闵王病愈后，怒气仍然没有消除，他不听太子和王后的解释和阻挡，将文挚投入鼎中活活煮死。

文挚的惨死，成为古代医学史上第一个以身殉职的悲壮事件。但文挚根据中医情志治病，以"怒胜思"的原则，采用激怒病人的治疗手段治愈思虑病的案例，给中国医案史上留下了一个心理疗法的典型范例。齐闵王忧郁过度伤脾土，而怒属肝木，文挚采用"以下犯上"法，用肝木胜脾土，果然取得了令人满意的疗效。

　　一个人思虑太过的话，激怒他就可以了，这真是一个很好的办法。《华佗传》里也记载了这样一个病例：有一个太守因为思虑过度，造成了身体里瘀血积存。华佗收下了这个太守送来的礼物，但不给他治病，还写了一封信来骂他，说他不仁不义。这位太守是因为思虑太过而得的病，华佗一下子把这位太守激怒了，怒则气上，这样他胃中的瘀血一下子全壅上来了。太守吐了几口血，病从此就痊愈了，这就是中医讲的"怒胜思"。

　　在日常生活中，我们也可借鉴这种方法，在忧思难解、不能自拔（比如失恋、单相思等情况）时，不妨想一些对方引你愤怒的行为和事情。所谓一物降一物，用愤怒战胜思虑，无疑是最经济、有效的方法。

 # 消除浮躁，有助于调养脾胃

　　随着生存压力越来越大，人们变得急于求成、忧心忡忡、缺乏信仰、过分追求完美。当欲望得不到满足时，内心就会变得浮躁。浮躁使心理自我调节错位，也会损害脾胃的健康，百害无一利。因此，为了健康，我们一定要善于保持良好的心态，不为外界所动摇。找到自己的落脚点，学会有所为、有所不为。

现代社会，浮躁似乎成了"通病"。做学问的人少了，作秀的人多了；默默无闻的人少了，追求出位的人多了；独立自主的人少了，人云亦云的人多了。浮躁之风使青年人不能安心，使中年人思想摇摆，使老年人自怨自艾，哲学家把这种情绪称为"时代的基本焦虑"。

浮躁情绪是工作的大敌，它会让人变得焦虑不安、急功近利，以致失去自我；浮躁使自我缺乏清净感，缺乏快乐，且太过于计较得失；浮躁的人内心常徘徊于得意、狂喜、傲慢、迷茫、不安、沮丧、焦虑、恐惧甚至绝望之间。

浮躁使人心理失衡，也会引发一系列脾胃问题。现代医学研究证明，一个人如果长时期处于浮躁的心理状态下，就会影响自主神经的功能，进而影响脾胃的正常活动，引起一系列的疾病，比如急慢性胃炎、消化性溃疡、慢性结肠炎等。曾有学者统计，在消化系统疾病中，心身疾病占 42%；而在消化系统疾病患者中，又普遍存在着焦虑、浮躁的情绪。

对于这一点，中医早已有深刻的认识。在我们的脏器中，脾胃是最能表达情绪的器官。如果一个人情绪异常，就会影响到胃的受纳、腐熟功能，轻者会出现厌食、胃脘胀闷、嗳腐食臭等症状，重则可能发生嗳气、呃逆乃至呕吐等。在明代医学典籍《名医类案》中，记载了近 30例胃脘痛病案，其中半数以上是因为情志剧烈波动引发或复发胃病，而患病的人中，很多是平时性情急躁的人。

因此，为了不损伤脾胃，我们一定要善于保持良好的心态，找到自己的落脚点，不为浮躁所困扰。那么，又该如何调整自己的心态呢？

我国宋元两代之间的道士丘处机，不仅是很有权势的道教首领，还是造诣精深、颇有见识的养生学专家。在回答元太祖成吉思汗关于"人何以长生"的问题时，他明确告知"清心寡欲为要"。这就是说，人要想健康，应该淡泊名利，宁静致远，心平气和，冷静客观地看待世事人生。

在当今社会，物欲横流，人心浮躁，各种各样的诱惑充斥其间。有些人欲望极盛，心术不正，满肚子坏水晃荡，整日被官欲、利欲、色欲、贪欲、嗜欲等欲望所迷并深陷其中，这些都是对脾胃不利的。我们应节制欲望，不可令其太多、太高，超越自身的条件和能力。孟子所说的"不动心"，就是指排除外界的各种干扰，使心地清纯如镜，做到清心寡欲，经得起种种诱惑的考验，不为权利所争，不为名利所诱，不为金钱所累。

另外，急功近利的心态也会引发浮躁心理。事情往往就是这样，你越着急，就越不会成功。毛主席教导我们说："世界上怕就怕认真二字。"如果我们能安下心来认真做一件事情，就没有做不好的。着急会使你失去清醒的头脑，在奋斗过程中被浮躁占据着思维，结果不能正确地制定方针、策略以稳步前进。只有正确地认识自己，才不会让自己盲目地奔向一个超出自己能力范围的目标，而是踏踏实实地去做自己能够做的事情。

其实，安静和快乐就在每个人的心里，只要愿意拭去心灵深处的浮尘，就可以随时消除浮躁心理。人生在世，有些事情本身是我们无法调控的，那就只好调控我们自己的心情以及看事情的方法、看问题的角度。失衡的心理被调适好了，看事情的方法就端正了，看问题的角度就转变了，我们就减轻了心理压力，解脱了思想烦恼，走出了心灵的死胡同，就会觉得天地更宽、内心更坦然。

第九章

药到病除显奇效，脾胃健康无烦恼

很多人认为"是药三分毒"，所以即使出现了脾胃不适的症状，他们也完全回避药物治疗。其实，相对于西药来说，中药具有不良反应小、疗效持久的特点。对于一些脾胃病患者来说，适当服用一些本草和中成药，同时配合饮食、运动等疗法，可以及时延缓疾病的发展，减轻脾胃疾病带来的各种不适。

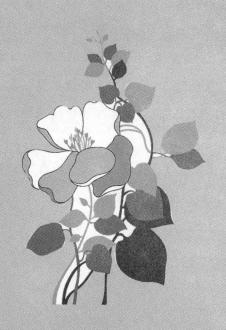

芡实，又名鸡头米、鸡头实，为睡莲科植物芡的成熟种仁，主要产于湖南、江苏、湖北、安徽等地，为健脾益肾之佳品。中医认为，芡实味甘、涩，性平，入脾、肾、心经，有补脾止泻、固肾涩精的功效，能补脾，还能止泻，对肾虚遗精、脾虚泄泻等有较好的疗效。

宋代大文豪苏东坡到老年仍身健体壮、面色红润、才思敏捷，这与他精心养生不无关系。他对养生很有研究，著有《东坡养生集》等书。苏东坡的养生之道中有一条是吃芡实，吃法颇为奇异：时不时取煮熟的芡实1粒，放入口中，缓缓含嚼，直至津液满口，再鼓漱几遍，徐徐咽下。他每天用此法吃芡实10～30粒，坚持不懈。据说苏东坡还极喜爱吃用芡实煮成的"鸡头粥"，并称之"粥既快养，粥后一觉，妙不可言也。"

芡实真有这样神奇吗？的确如此，它被誉为"水中人参"，在古药书里还被称为"补而不峻"、"防燥不腻"的粮菜佳品。芡实为睡莲科植物芡的成熟种仁，并有南芡、北芡之分。南芡主要产于湖南、广东、皖南以及苏南一带；北芡又称池芡，主要产于山东、皖北及苏北一带，质地略次于南芡。因其茎上花似鸡冠，苞形类鸡，故有"鸡头"之称。

中医养生学认为，芡实有健脾养胃、益肾固精、抗衰延年的功效。明代医家缪希雍称芡实为"补脾胃，固精气之药也"。《本草纲目》也认为，芡实"益肾，治遗精"。《本草从新》中言其"补脾固肾，助气涩精，治梦遗滑精。"古代不少治疗遗精、早泄的名方（如金锁固精丸、玉锁丹、水陆二仙丹等）均是以芡实为主药，配合莲须、龙骨或金樱子等研制而成。《本草新编》的经验是："芡实不特益精，且能涩精补肾，与山药并用，各为末，日日米饭调服。"《本草求真》中记载，芡实"味甘补脾，故能利湿，而使泄泻腹痛可治。"

芡实味甘、涩，性平，入脾、肾、心经，为补中益气、滋养强壮性食物。芡实分生用和炒用两种：生芡实以补肾涩精为主，而炒芡实以健脾开胃为主。炒芡实在一般药店都有售，因炒制时要加麦麸，并要掌握一定的火候，家庭制作不方便。另外，也有将芡实炒焦使用的，主要以补脾止泻为主。

在补中益气方面，芡实与莲子有些相似，但芡实的收敛、镇静作用要比莲子强。除了滋养强壮外，它还适用于慢性泄泻、小便频数、梦遗滑精、女性白带多、腰酸等症的治疗。生活中，很多朋友脾胃功能很差，吃不进去饭，吃了也不吸收、不消化。病虽不是很危重，但总是迁延不愈，时好时坏，令人烦恼不堪。这时不妨用芡实进补，不但能健脾益胃，还能补充营养。等到服用芡实调整脾胃之后，再服用一些补品或补药，人体就会适应得更好了。

芡实的食用方法以煮粥为最佳，取芡实与糯米各 150 克，将二者一起煮粥食用，既美味又有营养。如果芡实比较新鲜，就将其研烂如膏；如果是陈芡实，就将其研如粉。再将糯米淘洗干净，二者同煮成粥，食用时还可加入少量白糖调味。这款粥适宜产褥期的女性食用，为温补强壮之食品，具有健脾胃、止泻痢的作用，适合所有产妇服用。除了产妇，此粥还适用于脾胃虚弱、反复腹泻者。

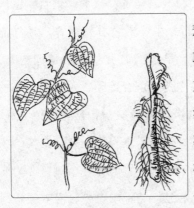

你还可以在芡实粥中加入山药和薏苡仁，这也是非常养胃的一道良方：取山药 300 克，薏苡仁 50 克，芡实 40 克，大米 100 克。先将薏苡仁和芡实洗净，用清水浸泡 2 小时；将大米洗净，用清水浸泡半小时，不泡也可以。将浸泡好的薏苡仁、芡实放入锅中，倒入适量清水，大火煮开后，调成小火煮 30 分钟，然后倒入大米，继续用小火煮 20 分钟。再将山药去皮、切片，放入锅中，继续煮 10 分钟即成。此粥补气血的效果非常好，常喝会使人变得面色红润、精力充沛，疲劳感大大降低。

当然，对任何一种食物或药物，只有学会正确使用，才能恰到好处地发挥其功效。芡实也是一样，在食用时有一些注意事项和禁忌人群。有些人体质偏热，容易出现唇红、口渴等症状，这种情况就不宜吃芡实。因为这类人身体里有内热，不需要用芡实来暖脾，反而需要食用一些寒性食物，为脾"降降温"。如果这时盲目地使用芡实，只会本末倒置。而且，芡实有较强的收涩作用，所以也不适合便秘者和孕妇食用。

还需要注意的是，制作芡实粥时，要用慢火炖煮至其烂熟。在食用时，要细嚼慢咽，切勿几口就服完。只有这样，才能起到保养脾胃、充养身体的作用。

良药未必苦口，甘草味甘功效好

从古到今，甘草的临床应用和药学价值是很不同凡响的，可谓凡草不凡。从脾胃的角度而言，甘草是一味不可缺少的补益类中药，其味甘、性平，归脾经、胃经、心经、肺经，有补脾益气、清热解毒、祛痰止咳、缓急止痛的作用。

在中药的王国里，甘草可以算得上是"国老"级别的了。在我国现有的5 000多种中药里，临床使用的约有500余种，而使用最多的首推甘草。而且，不论内、外、妇、儿科的大夫，无一不使用甘草。据统计，甘草的临床使用率在79%以上。

甘草在临床应用中一般不起主要治疗作用，它的功效就是帮助主药发挥作用，并减轻一些药物的毒副作用，使方中的诸药同舟共济、祛除病患。它好像医药王国里的一位德高望重的老人，处处缓和矛盾、调节纠纷，是名副其实的"和事佬"。所以，大多数药方的最后都要加一味甘草调和诸药。这是甘草最神奇的地方，也正因如此，南朝医药家陶弘景将其比作中药家庭中的"国老"，说"国老即帝师之称，虽非君而为君所宗，是以能安和草石，而解诸毒也"，又说甘草"最为众药之主，经方少有不用者"。名医甄权也说称甘草"调和众药有功，故有国老之号"。

甘草入药的历史非常悠久。从有文字记载的年代算起，至今已有4 000多年的历史了。我国现存的古代第一部中药学专著《神农本草经》把甘草列为"上品"。公元5世纪，名医陶弘景在所辑的《名医别录》中称它为美草、蜜草。唐朝名医甄权指出，甘草能"治七十二种乳石毒，解一千二百般草木毒"。

然而，甘草不仅担负着调和诸药的重任，也不仅限于解诸毒的功用，它还有着多方面的作用。据《神农本草经》记载，甘草有坚筋骨、长肌肉、倍气力之功效，能治五脏六腑寒热邪气及疖疮痈肿；《名医别录》说甘草能温中、下气、止咳止渴；杰出的医药学家李时珍的《本草纲目》则说它能"普治百邪，得王道之化。赞帝力而人不知，敛神功而己不与，可谓药中之良相也"。

从脾胃的角度来讲，甘草也是一味不可缺少的补益类中药，其味甘、性平，归脾经、胃经、心经、肺经，有补脾益气、清热解毒、祛痰止咳、缓急止痛的作用。在临床上常用于脾胃虚弱、倦怠乏力、脘腹疼痛、四肢挛急等症。而且，甘草味道甘甜，有悖于"良药苦口"的常理，用其来治病，既是佳肴，又是药膳。

很多人在夏天受暑湿影响，会出现一些轻微的腹泻症状，这时可以到中药店买"六一散"服用。所谓的"六一散"就是由6份滑石与1份甘草组成。我们可以将其用水煮开后喝下，具有利湿止泻的功效。当然，服用前最好找医生为你辨别体质，之后再对症下药；严重腹泻者应及时就医。

对于一些脾胃功能不佳的朋友，当你被胃口不佳、脘腹胀满、食纳呆滞等症状困扰时，不妨为自己煮一碗甘草汤。用甘草煮汤温性增强，能温养脾胃。脾胃得到温养，就可以正常地吸收营养物质了，脾胃病患者会感觉一下子轻松了六七分。

甘草汤的制作很简单：在药店开 300 克生甘草，每次取 20 克，反复煮 2 次，代茶频饮。喝上半个月左右，脘腹胀满、食纳呆滞等脾胃症状就会得到明显改善了。特别地，对一些生病期间服药过多的人，喝甘草汤不仅能调理脾胃，同时能解除体内残留的药物毒性，调和五脏六腑的整体功能，可谓好处多多。

值得一提的是，甘草也不是人人皆宜、多多益善的，若长期大量服用，会引起水肿、血压升高、血钾降低、脘腹胀满、食纳呆滞等症状。此外，甘草与海藻、甘遂、大戟、芫花药性相克，临床不可与之同用。

✚ 补得好更要补得妙，人参用量很重要

早在两千多年前，人们就逐渐发现人参有大补元气、复脉固脱、补脾益肺、生津安神、补虚扶正、延年益寿之功效。现代医学也证明，人参除了能滋补强身外，在治疗脾胃疾病、肝脏疾病、糖尿病以及防癌、抗衰老等方面均有疗效，所以这味补药越来越受到人们的青睐。

无论探望病人，还是走亲访友，人参一直是大家经常选择的礼品。的确如此，人参是补药之王，它长在北方，销在南方，东北人以产人参

为荣，南方人以食人参为荣。

人参的种类比较多，以吉林抚松县产量最大、质量最好，称为吉林参。野生者称"山参"；栽培者称"园参"，园参栽培 6～7 年后收获；鲜参洗净后干燥者称"生晒参"；蒸制后干燥者称"红参"；加工断下的细根称"参须"。山参经晒干称"生晒山参"，常切片或粉碎用。

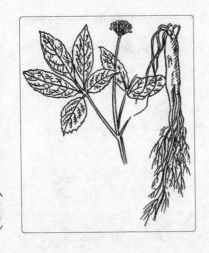

人参能成为"王"，是因为它有任何药物都无法比拟的功效。比如它自身的生命力非常强大，即使你把它从地里挖出来，它照样会存活；即使将它浸泡在白酒中，它也照样会生长，这是人参的神奇之处。有报道说，黑龙江省某居民将一棵人参泡在白酒中，参须子竟然又长出 8 棵小人参。很多人觉得不可思议，其实这种现象在野山参中是很常见的。人参在酒中仍然能发芽，说明人参的生命力特别强。人参强大的生命力和特殊的再生能力都在向我们暗示，它能使人类强身健体、益寿延年。

人参在我国的药用历史非常悠久。早在战国年代，良医扁鹊便对人参的药性和疗效已有了解；秦汉时代的《神农本草经》将人参列为"药中上品"；明代著名中医学者龚居中在《四百味歌扩》中将人参列为第一条，称其"大补元气，止渴生津，调营养卫"，这句话也成为无数中医入门的第一句背诵歌诀。不论从哪一方面讲，人参都可以补益人体元气，对脾气虚的人而言，的确大有裨益。

中医认为，人参味甘、微苦，性微温，归心、肺、脾经，可以益气固脱、挽救危候，临床常用于大病、久病之后及体虚欲脱的危重时刻，也可用于语言低微、呼吸微弱、自汗、感冒、食少、腹胀、便溏、少气懒言、四肢倦怠、肌肉消瘦、面色萎黄、舌淡苔薄白、脉缓弱等病症（即中医所说的脾肺气虚之证），服用人参可达到补脾益肺之功效。

现代医学也证明，人参除了补脾益肺、养心安神外，还具有防癌、抗衰老和治疗肝脏疾病、糖尿病等作用。在人患了大失血、重度吐泻或者很多重病久病、人的正气欲脱的时候，人参也会起到很重要的作用。比如当患者生命垂危时，一般的补气药难以快速起效，但人参的回阳救逆的功效却很明显。此时浓煎一碗人参汤，立刻给患者灌下，可以固住欲脱的元气，使得患者转危为安。

人参越来越受到人们的青睐，相信很多人家还保存着一两根人参，人们偶尔拿出来瞧一瞧，却不知道怎么吃才好。其实，人参有一个比较好的用法——泡酒。我们可以将 2 根生晒参放在 50％左右的酒里面，泡 2 个月左右就可以喝了。因为人参的药力会不断地溶出，所以喝光了以后还可以再放入一些酒。

这种人参酒特别适合脾虚不足的人群。这类人总感觉没有力气，面色发白，动辄气喘，白天容易出汗等。如果是明显阴虚的人，还可以在人参酒里面放入 50 克麦冬，以矫正人参的药性。需要注意的是，每天只喝很少一点就够了，千万不要觉得药酒补益就不加节制地饮用，那样达不到养生的效果。

再为大家推荐一款生脉散。它以人参为主药，对平时脾胃虚弱、疲倦乏力、长期失眠健忘的"亚健康"人群同样有良好的保健效果。此药是我国金元四大家之一——李东垣创立的。李东垣在很多方子里面都使用人参、麦冬、五味子这 3 味药，尤其常见于他在《脾胃论》中的药物加减中。李东垣曾经说过："热伤元气，以人参、麦门冬、五味子生脉。脉者，元气也，人参之甘，补元气、泻热火也；麦门冬之苦寒，补水之源而清肃燥金也；五味子之酸以泻火，补庚大肠与肺金也。"其中，麦冬是寒凉的，制约了人参的热，五味子可以收敛心气，同时补肺和大肠。三者配伍，治病非常迅速。

乾隆皇帝是历史上最长寿的皇帝，他高寿的原因有很多，其中他对养生的重视确实是起到了一定的作用。据乾隆朝《上用人参底簿》所记载，自乾隆六十二年十二月初一始，至乾隆六十四年正月初三止，皇帝共进服人参 359 次，四等人参 37 两 9 钱。乾隆皇帝每天日理万机，要为很多事情劳心伤神，所以御医们及时给他配了生脉散。乾隆常年服用，尤其到老年的时候更是每天坚持服用，一直到 89 岁驾崩。由此可见，生脉散的功效非凡。

现在，我们在任何一家药店里都可以见到生脉口服液，在任何一家医院（包括西医医院）里面，都可以在病房里面的点滴瓶中见到参麦注射液。生脉散如何制作呢？取人参、麦门冬各 9 克，五味子 6 克，将这 3 味药以水煎制，不拘时服。

有些朋友对待人参的态度谨慎得过了头，怕上火不敢沾。其实，吃人参上不上火，关键在于量。就像吃盐，不吃不利于人体健康，但是绝对不能多吃。人参不是一时的"兴奋剂"，而是能使人体质保持平衡和正常状态，对身体各部位的健康发挥促进和调节的作用。一般来说，服用人参应该采用"顿挫疗法"，也就是说，服用 5 天后休息 2 天。每个疗程最好不要超过 2 个月，服用 2 个月后还要休息 1 周，这样吃便不会让人上火。服药的同时不要饮茶或吃萝卜，否则会影响人参的药效。

此外，有严重慢性病（如高血压、肾病）、强烈过敏体质及有化脓性发炎的人需慎服人参；有热证且正气不虚的人忌服人参；感冒发热、咽喉干燥者不要服人参。

✚ 神疲乏力用党参，补气补脾双管齐下

党参药性平和，是中医频繁使用的调补良药。党参味甘，性平，具有补中、益气、生津、养血、健脾、镇静的功效，适用于脾胃虚弱、气血两亏、体倦无力、食少、口渴、久泻等症。现代医学证实，党参对神经系统有兴奋的作用，可以增强机体免疫力。

秦始皇统一中国后，把全国分为 36 个郡，现在山西省长治市及平顺县一带就是那时的上党郡。相传在隋文帝统治时期，上党郡的一户人家每夜都听到宅后有人呼叫，但又始终不见其人。后来在离家 1 里多的地方发现一棵植物，其枝叶不同寻常。于是向下挖掘，深达 5 尺，看见其根部形如人体，如同长了四肢一样。自从挖出这棵植物之后，那户人家就再也没有听到呼叫声了。李时珍在《本草纲目》中引述的这个古老传说颇有传奇色彩，当然不足为信，但却反映了上党郡盛产类似人参的药材——党参这一事实。

直到今天，这一地区仍然是党参的集中产区。上党郡后来又改称潞州，所以这里所产的党参又称为潞党参。在全国各地所产的党参中，除山西五台山一带野生的野台党参之外，仍以潞党参的品质最优。过去，为了鉴别潞党参的真伪，人们会让两个人同时走路，行前一人口中含着潞党参，一人不含，然后让他们疾走三五里。倘若不含者大口喘气，而

含参者却气息自如，就证明是真正的潞党参了，因为其他各地所产党参都达不到这样的效果。

从这里也可看出，党参的主要功能是补气，最适用于平素倦怠乏力、精神不振、语音低沉、自觉气短、稍一活动就喘促的肺气虚弱者。侧重于脾胃气虚、四肢无力、食欲不振、大便溏稀的人，也宜使用党参。此外，党参还能养血生津，所以气血两虚、气短心悸、疲倦乏力、面色苍白、头昏眼花、胃口不好、大便稀软、容易感冒的人，也宜服用党参。

党参药性平和，是中医频繁使用的调补良药。《本草从新》记载其"补中益气，和脾胃，除烦渴，中气微弱，用以调补，甚为平妥"。常用党参与白术、茯苓、炙甘草配伍，这就是补气健脾的著名方剂——四君子汤。肺气与脾气双虚的人，还可以用党参与黄芪、白术、茯苓、陈皮、当归、升麻、柴胡、炙甘草、生姜、大枣配伍，这就构成了著名的补中益气汤。

那么脾胃虚弱的人在日常生活中如何使用党参呢？单独使用党参补养，可制成党参干或党参膏，更便于食用。制作党参干，取 250 克党参，洗净泥沙，切去芦头，放在容器内，每天蒸 2 次，连蒸 3 天，将其制成又软又糯的党参干。吃起来味甜而带有香气，每天早晚嚼 15～30克。为了防止变质，吃剩的部分仍需每天再蒸 1 次。

而制作党参膏，则应将洗净的党参先放在砂锅或铝锅内，加冷水浸泡 1 小时左右，然后用小火煎煮。每次煮半小时，连煮 4 次，把 4 次的药汁加热浓缩。待药汁稠厚时，再放入与党参等量的蜂蜜，趁热搅匀成膏。每日早、晚各用开水冲服 1 汤匙。

此外，还可以用党参和大枣一起煮水喝。取党参 30 克，大枣 10枚。将党参、大枣洗净，加入适量清水，浸渍 2 小时，然后煎煮 40 分钟，取汤温服。每天喝 1 剂，早、晚各饮用 1 次。这款汤有健脾益胃、补气生血的功效，适用于脾胃气虚、饮食减少、大便溏稀、血虚所致面色萎黄、消瘦无力等症。

当然，也不是什么人都适合用党参进补。阴虚内热、内火过盛的人不宜多服党参，否则会令内热更加严重，并且形成气滞，肝火盛者更是禁用；结膜炎、流行性感冒、猩红热、流行性腮腺炎、传染性肝炎、肺气肿的急性感染期，均是感染外邪所致，也不宜用党参，因为只扶正气而不祛邪，反而会闭门留寇；实证、热证、正虚邪实证也因同样的道理不应单独服用党参。

✚ 藿香解暑健脾胃，效果立竿见影

> 藿香具有解暑发表、芳香化湿、和中止呕之功效。藿香性温且燥热，能解在表之暑湿，可化在里之湿浊，适用于暑湿证、湿温证初起，为夏日常用之佳品。藿香还可理气、和中、止呕，最适合用于湿阻中焦、胃失和降之呕吐。

每年的3～7月雨多湿重，患感冒、咳嗽、肠胃病的人大大增多，许多家庭备有藿香正气制剂（如藿香正气胶囊、藿香正气水、藿香正气片等），也有不少人出远门时随身携带。尤其是在江南梅雨季节，有的门诊医生戏称"藿香正气散，一天开到晚"。藿香正气散最早收录在北宋官修的《太平惠民和剂局方》一书中，至今已沿用了900多年，可以说是一剂久经考验、屡用不爽的良方。由此可见，藿香解暑化湿的功效非同一般。

关于藿香解暑，还有一个感人的故事：很久以前，深山里住着一户人家，哥哥与妹妹藿香相依为命。后来，哥哥娶亲后就从军在外，家里只有姑嫂二人。平日里，姑嫂相互体贴，每天一起下地，一块儿操持家务，日子过得和和美美。一年夏天，天气连日闷热潮湿，嫂子因劳累中暑，突然病倒。只见她发热恶寒、头痛恶心、倦怠乏力，十分难受。藿香急忙把嫂子扶到床上说："你恐怕是中了暑，治这种病不难，咱家的后山上就有能治这种病的香味药草。我赶快上山去把它采来，早日治愈你的病。"嫂子念小姑年轻，出门不便，劝她别去。藿香却全然不顾，执意进了深山。

藿香一去就是一天，直到天大黑时才跌跌撞撞回到家里。只见她手里提着一小筐药草，两眼发直，精神萎靡，一进门便扑倒在地，瘫软一团。嫂子连忙下床将她扶坐床上，询问缘由，才知她在采药时，不慎被毒蛇咬伤了右脚，中了蛇毒。嫂子听后顿时神情紧张，赶紧脱下藿香右脚的鞋袜。只见在藿香的脚面上有两排蛇咬的牙印，右脚又红又肿，连小腿也肿胀变粗了。嫂子一面惊叫，一面抱起藿香的右脚，准备用嘴从伤口处吮吸毒汁。但藿香怕嫂子中毒，死活不肯。等乡亲们听见嫂子的呼救将郎中找来，却为时已晚。

嫂子用小姑采来的药草治好了病，但藿香却因蛇毒发作而失去了生命。嫂子在乡亲们的帮助下埋葬了藿香。为牢记小姑之情，嫂子便把这种有香味的药草亲切地称为"藿香"，并让大家把它种植在房前屋后、地边路旁，以便随时采用。从此"藿香"的名声越传越广，治好了不少中暑的病人。因为是药草的缘故，久而久之，人们便在霍字头上加了一

养好脾胃更健康

198

修复疾病根源的先天之本

个"草字头"，将霍香写成了"藿香"。

这个以藿香治中暑的故事，让我们在感动之余也深切领略了这小小药草的神奇功效。正所谓"良药苦口"，藿香芳香化湿、解暑健脾胃的效果可谓立竿见影。

中医认为，藿香性微温、味辛，入脾、肺、胃经，全草均可入药。《本草正义》记载："藿香芳香而不嫌其猛烈，温煦而不偏于燥热，能祛除阴霾湿邪，而助脾胃正气，为湿困脾阳，怠倦无力，饮食不甘，舌苔浊垢者最捷之药。亦辟秽恶，解时行疫气。……藿香气味和平，不嫌辛燥，故助脾胃而无流弊。"《药鉴》中说："藿香，专治脾肺二经，入乌药顺气散中，成功在肺。加黄芪四君子汤，取效在脾。故能开脾胃，进饮食，止霍乱，定呕逆，乃伤寒方之要领，为正气散之要药也。"《本草求真》也说："藿香，辛香微温，香甜不峻。但馨香气正能助脾醒胃以辟诸恶。故凡外来恶气内侵，而见霍乱呕吐不止者，须用此投服。俾其胸开气宽，饮食克进，故同乌药顺气散则可以利肺，同四君子汤则可以健脾以除口臭。"

药理研究也表明，藿香能促进胃液分泌，增强消化能力，对胃肠有解痉、防腐的作用，并有收敛止泻、扩张微血管、发汗解表的作用。在炎炎夏季，人们常会遇到一些因高温天气突发的季节性急病（如中暑、昏厥等），此时不妨服用一些藿香，对脾胃湿阻、脘腹胀满、肢体重困、纳差食少、恶心呕吐等症状卓有功效。

如何服用藿香呢？《本草纲目》记载，藿香"治脾胃呕逆，为最要之粥"，说明用藿香煮粥最益于脾胃。可以取本品 10 克，大米100 克，先把藿香择净，放到锅内，加适量水。浸泡 10 分钟，煎取其汁，加入大米熬粥，粥熟时放入白糖，再煮一二沸即成。每日 1剂，连服 3～5 天。藿香具有芳香化湿、和中止呕之功效，非常适用于脘腹胀满等暑湿证。

在炎炎夏日，一些被暑湿所困的朋友也可以用藿香与白术搭配熬粥。取藿香、白术各 10 克，大米 100 克，适量白糖。把白术、藿香择净，放到锅内，加适量水。浸泡 10 分钟，水煎取其汁，再加入大米熬粥，至粥软烂即成。每日 1 剂，连服 3～5 天，能健脾化湿，有效改善脾胃湿阻、胸脘痞闷、少食作呕、神疲体倦等症状。

解暑热还可服用藿香正气水、藿香正气丸、藿香正气软胶囊、藿香正气滴丸等藿香正气类中成药。但要注意，藿香正气水中的用药较为燥热，选用时必须要考虑到个人的体质。比如有些人在夏天出汗过多，易伤人的血和津液，同时人的"气"也受到消耗，这个时候喝藿香正气水，其中的白芷、紫苏叶有温燥透表的作用，使人的气消耗更多；有些人患有风热感冒，表现出发烧、口鼻干燥、咽喉痛、口渴、尿黄等症状，治疗上要辛凉解表。而藿香正气水中全是燥热的药，吃了只会加重病情。所以，对夏天风热感冒的人来说，藿香正气水是禁用的。

另外，身体虚弱的人最好别服用藿香正气水；对平时感觉乏力、胸闷等气虚的人来说，即使可以服用藿香正气水，也要配合补气药一起吃；对肺结核、阴虚型糖尿病患者等，则要配合补阴药；对舌红无苔的阴虚型胃炎患者，如果吃了藿香正气类药品（特别是有酒精成分的药品），会加重其病情，严重时还会引发胃出血；身体健康的人得病，用藿香正气水也只能急用一时，不能长时间服用，否则就会耗伤元气。

总而言之，无论用什么药，即使是副作用很小的中药，也应事先询问一下医生，并根据自身的体质采用合理的剂量。只有如此，才能规避风险、药到病除。

✚ 脾胃虚弱别烦恼，茯苓帮你找回健康

茯苓味甘、淡，性平，归心、肺、脾、肾经，利水渗湿，有健脾安神的功效，适用于中老年人脾虚、四肢水肿、脾不养心、湿邪偏盛等症。茯苓药性平和，既能健脾渗湿，又可扶正祛邪，有补而不峻、利而不猛的特点，且无明显的不良反应。不论春夏秋冬哪一季，将茯苓与各种药物配伍，都能发挥其独特的功效。

"汤泛冰瓷一坐春，长松林下得灵根。吉祥老子亲拈出，个个教成百岁人。灯焰焰，酒醺醺。壑源曾未醒醒魂。与君更把长生碗，聊为清歌驻白云。"这首词名为《鹧鸪天》，由宋代文学家黄庭坚所作，是一首赞美茯苓的词。由此可见当时人们对茯苓的推崇与喜爱，作为延年益寿的保健药品，茯苓在当时已十分盛行。

茯苓做药用的记载最早见于《神农本草经》，书中言其"久服安魂养神，不饥延年。"早在公元前三四世纪，就有了采集茯苓的记载；在魏晋时期，服食茯苓以求长寿已蔚然成风；南朝齐梁时期的养生家、医学家陶弘景辞官归隐时，梁武帝即令"每月赠给茯苓五斤，白蜜二斤，以供服饵"。陶弘景也称其为"养神而改灵，和魂而炼魄"的仙药；茯苓在唐宋也应用广泛，与黄庭坚同时代的苏轼、苏辙兄弟十分推崇服食茯苓。苏辙作有《服茯苓赋》，而苏轼在《东坡杂记》中记载了制茯苓

之法，堪称制作茯苓饼的高手；到了清代，茯苓仍为养生益寿的妙药。有人对慈禧太后的长寿补益药方进行研究，发现其常用的补益药共 64 种，而使用率最高的一味中药便是茯苓。

茯苓为多孔菌科真菌茯苓的干燥菌核，主要产于我国云南、安徽、湖北、河南等省。其中，云南所产的茯苓质量最佳，称为"云苓"；安徽的产量最多，称为"安苓"。我国古代有关服食茯苓祛病强身的记载颇多，中医认为茯苓有消除百病、使机体润泽强健的作用。明代中医药学家李时珍在《本草纲目》中称茯苓是由"松之神灵之气，伏结而成"，具有滋补功效，久服令人延年耐老，面若童颜。所以古人称服食茯苓为神仙度世法，茯苓有"仙家食品"之称。

小小的茯苓为什么如此神奇呢？中医认为，茯苓味甘、淡，性平，归心、肺、脾、肾经，利水渗湿，有健脾安神的功效，适用于中老年人脾虚、水肿、湿邪偏盛、心悸等症。茯苓药性平和，既能健脾渗湿，又可扶正祛邪，有补而不峻、利而不猛的特点，且无明显的不良反应。不论春夏秋冬哪一季，将茯苓与各种药物配伍，都能发挥其独特的功效。

当一个人脾虚、心火旺时，就会因为心神不宁而睡不好，这时可以选用《圣惠方》里的一个方剂——茯苓麦冬粥。具体做法是：取茯苓、麦冬各 15 克，小米 50 克。将茯苓、麦冬煎煮取浓汁。将小米加入清水煮沸，然后倒入药汁，用小火煮半小时。每日 1 剂，空腹食用。这个方剂有健脾宁神的作用，能有效改善睡眠不佳、脾虚的症状。

如果一个人被脾湿所困，出现头重如裹、周身困沉、四肢乏力、腰膝酸软、大便溏稀、小便混浊、舌质偏黄等症状，就可以喝茯苓茶来祛湿，即取茯苓 5 克，加沸水冲泡，代茶频饮。在茶中加入 5 克白术，保健的效果更好。白术补脾气的作用较强，脾喜燥恶湿，脾气虚的话，无力运化水液，从而产生湿邪。把脾气补足了，湿邪自然得以化解。

如果一个人常常泛酸，这是因为脾虚造成的脾虚肝郁。这类人平时可以用茯苓煮大米粥服用。茯苓粥的做法很简单，就是取白茯苓 15 克，大米 100 克，一同煮粥，吃的时候加入适量味精、精盐、胡椒粉，拌匀即可食用。每天早、晚分几次食用，对于脾虚有很好的调理作用。

还有一些脾胃虚弱的朋友常有面黄肌瘦、精神倦怠、肌肉疼痛等症状，可以通过山药茯苓丸来改善。取茯苓、茯神各 150 克，山药片适量，大枣 100 克。先将茯苓、茯神小火焙酥，研细过筛，再将山药片用清水泡透，捣成泥。大枣去核，取肉。最后将茯苓、茯神、山药泥、大枣肉混合拌匀，上火蒸熟，放温后捏成一个个约 10 克左右的丸子，晾干后加入干净容器中，置于阴凉处存放。每天早、晚两餐后用温水送服 1 丸，健脾养胃的效果非常好。

✚ 要想面色白里透红，试一试三白汤

三白汤是补血益气的汤谱，女性的经期是饮用三白汤最好的时段。所谓"三白"的功效是改善脾胃的功能，进而调节脏腑，补充我们的气血，调节内分泌系统，从而起到改善肤色的作用。对于既想要美丽、又想要健康的人来说，这款汤饮是一定不能错过的佳品。

中医认为，人的皮肤悦泽与否和脾胃功能有着密切的关系。脾是后

天之本、气血生化之源。脾胃功能差的时候，身体出于保护自己的目的，就会自发进行调节，比如通过使人的食欲变差、少吃东西以减轻脾胃的负担。而且，脾胃功能较差时，再好的东西吃进去也不能被充分吸收，容易造成气血生成少，不能滋养皮肤。所以脾胃不佳的人看上去脸色很差，皮肤粗糙、面部生斑、没有光泽。

如果出现了上述问题，用三白汤来调理自己的身体状况是最适合不过的了。三白汤源自明代医学著作《医学入门》。这个方子最初用来治疗伤寒虚烦，后来人们发现它可以补气益血、美白润肤，所以在民间广泛流传开来。

三白汤以白芍、白术、白茯苓三味药材为主，配伍非常精当，可以从根本上调和气血，调理脾胃的功能，从而使我们重现美丽容颜。因气血虚寒导致出现皮肤粗糙、萎黄、黄褐斑、色素沉着等症的人群，不妨用三白汤来改善面部状况。

先来看看方中的中药白芍，它是调理脾胃的奇效良方。白芍味苦、酸，性微寒，归肝、脾经。据《医学启源》记载，白芍"安脾经，治腹痛，收胃气，止泻利，和血，固腠理，泻肝，补脾胃"，说明此药既能养血敛阴，治疗血虚引起的月经不调、痛经、崩漏以及自汗、盗汗等症，又能平抑肝阳，治疗肝阴不足、肝阳上亢（症见头胀、头痛、眩晕、耳鸣，或烦躁易怒等），还能柔肝止痛，用以治疗肝气郁滞、胸胁疼痛、肝气犯胃、胃脘疼痛、肝脾不和、腹部疼痛，以及血虚、血不养筋引起的手足肌肉挛急、疼痛等症。以白芍为药，可以有效调节肝、脾二脏，进而改善面色萎黄、面部色斑、无光泽等现象。

三白汤中的白术，也是一味调理脾胃的特效药。白术味苦、甘，性温，具有补中益气、健脾和胃、燥湿利水、增进食欲等功效。当有人出现脾气虚弱、食少神疲等症状时，医生常让其用白术配伍人参或者党参、茯苓、甘草等同用，以益气健脾；若治疗脾胃虚寒、腹满泄泻等症，则常用白术配伍人参或者党参、干姜同用，以温中健脾；若治疗脾虚而有积滞、脘腹痞满，常用白术配伍枳实同用，以消补兼施。可见，白术既可补气健脾，又能燥湿利水，是脾胃疾病患者的"福音"。脾胃调理好了，人的颜面也就有光彩了。

至于白茯苓，也是一味使人返老还童的养生妙药。白茯苓味甘、淡，性平，能祛斑增白、去除黑色素、健脾利胃、宁心安神、强健机体。白茯苓药性平和，不易产生过敏反应，正常人都可以使用，所以它的临床使用很广泛。若加入蜂蜜水调和，祛斑美容效果更好。此外，用白茯苓加牛奶、醋、黄瓜汁敷面，或用白茯苓煎水洗脸，都能达到祛斑效果。韩国电视剧《大长今》里有这样的剧情：长今刚进宫时，地位比她高的宫女经常故意刁难她，让长今给她们敷脸做美容。当时，长今就说了一个用白茯苓、艾草、桑树灰、覆盆子4种药做美容的偏方。宫女们用了这个偏方后，皮肤变得白皙湿润，脸上的痘痘也消失了。

此外，三白汤中还配有甘草。前面我们说过，甘草性平，味甘，有"药中国老"之称，可以调和诸药，还能解除诸药的毒性。这里，我们再介绍甘草的另一个功效——润肤除臭，可用于皮肤皲裂的治疗。现代研究也证明，甘草对皮肤、毛发有营养保湿作用，并对损伤的皮肤、毛发有修复作用，其抗氧化能力与维生素E比较接近。所以，服用甘草可以防晒，增白消斑，防止皮肤粗糙，预防黑斑、雀斑等黑色素沉淀，进而起到抗衰老的作用。正因如此，时下不少美白护肤品中都含有甘草提取液。

想要改善皮肤状况的人，可以到药店购买上述4种药，用水煎汤喝，每天1小碗。如果嫌麻烦，还可以自制袋泡茶。取白术、白芍、白茯苓各150克，甘草75克，分别研成粗粉末，混合均匀，装入30个小包中，每天取1包用沸水冲泡，当茶喝。服用期间，最好少吃辛辣。由于该药性味平和，一般人均可服用。

了解了既助美容又益脾胃的三白汤，爱美的朋友就赶紧行动起来吧！从现在起，重新拥有健康和美丽，让面部白里透红不再是梦。

✚ 常服补中益气汤，脾胃可得好滋养

补中益气汤是李东垣最著名的处方，之所以有名，是因为该处方具有广泛的适用性，至今仍是临床常用处方。补中益气汤有两大作用：一是能补气健脾，使后天生化有源，消除脾胃气虚诸症；二是能提升中气，使居于中焦的脾胃气机升降通畅，治疗脏腑下垂、下脱之症。

补中益气汤是人们耳熟能详的中药方剂之一，最早出自宋金时期著名医学家李东垣所著的《内外伤辨惑论》一书，被后世医家极度推崇，更被有些人称为"医王汤"。补中益气汤由黄芪、甘草、人参、当归、陈皮、升麻、柴胡、白术几味中药组成，有补中益气、升阳举陷的作用，专治脾胃气虚和气虚下陷等症，为甘温除大热的代表方剂。

明代医家张景岳评价此方说："补中益气汤，允为李东垣独得之心法。"名医赵献可也说："后天脾土，非得先天之气不行，此气因劳而下陷于太阴，清气不升，浊气不降，故用升、柴以佐参、芪，是方所以补益后天中之先天也，凡脾胃不足，喜甘而恶苦，喜补而恶攻，喜温而恶

寒，喜通而恶滞，喜升而恶降，喜燥而恶湿，此方得之矣。"

从中医的角度来讲，气是维持人体生命活动的基本物质。古时判断一个人的生死，通常摸一摸此人还有没有气，有气则生，无气则亡，因此有"人活着就是一口气"的说法。气主要有两个来源：一个是肺从自然界吸入的清气；另一个则是脾胃所化生的水谷精微之气。明代医学家李时珍认为，人体的元气有赖于脾胃的滋生，只有脾胃的生理功能正常，人体的元气才能得到滋养而充实，身体才会健康。

宋金时期的著名医学家李东垣是"补土派"的代表人物，他基于"土生万物"的思想，创造了补中益气汤。补中益气汤对补益人体元气、升阳举陷有着非常明显的效果。

方中的黄芪为君药，有补中益气、升阳举固表的作用；方中的人参、白术、炙甘草可健脾益气，为臣药；配陈皮理气，当归补血，均为佐药；升麻、柴胡升举下陷清阳，为补气方中使药。此方剂补足了脾胃之气，使后天生化有源，脾胃气虚的病症就会痊愈，身体其他器官的功能也将随之增强。同时，此方剂还能升提中气，恢复中焦升降之功能，使下脱、下垂之证消失。

现代药理研究证明，方中的黄芪含有皂苷、蔗糖、多糖、多种氨基酸、叶酸及硒、锌、铜等多种微量元素，能增强人体的免疫功能，进而提高人的抗病能力；人参对中枢神经系统有兴奋作用，能增强机体抵抗力和心肌收缩力，降低血糖及胆固醇；白术有利尿、降血糖及抗菌作用。上述各药搭配相得益彰，共同起到调理脾胃、升阳益气等作用。

补中益气汤临床应用广泛，使用简单方便，尤其适合脾胃气虚、少气懒言、四肢无力、困倦少食、饮食乏味、不耐劳累、动则气喘；或气虚发热、气高而喘、身热而烦、渴喜热饮、其脉洪大、皮肤不耐风寒而生寒热头痛；或气虚下陷、久泻脱肛等症的人群服用。

补中益气汤是如何制作的呢？先去药房抓来以下中药：黄芪、炙甘草各 1.5 克，人参 0.9 克，当归（干）0.6 克，橘皮、升麻、柴胡各 0.6 克，白术 0.9 克；再将这些药用 300 毫升水煎至 150 毫升，去渣，空腹热服。我们还可以在此方的基础上根据病情酌情加减，比如低血压者加五味子、麦冬；头痛者加川芎、蔓荆子、藁本；呕吐者加生姜、半夏；眩晕者加天麻，等等。

有些朋友不愿意自己煎煮汤药，也可以去药店买补中益气丸。补中益气丸就是由补中益气汤演化而来的，只是方中的人参变成了党参。党参同样具有补益中气的功效，因此二者总的效果是一样的，且补中益气丸更加方便服用。

和其他药方一样，补中益气汤也有不适宜服用的人群。出现烦躁、口渴、手足心热的阴虚内热者以及虚寒或湿热泻痢者不能服用本方。即便没有这些症状，在使用时也应严格遵照医嘱。

✚ 四君子健脾功劳大，配伍简约不简单

四君子汤以党参为主，补气、健脾又养胃；配以白术，健脾、燥湿，还能加强党参的补气健脾之力；再加上有健脾、渗湿作用的茯苓，补脾的效果更加明显；配合炙甘草，能协调上述药物，使它们共同发挥补气健脾的效果。方中只有人参、白术、茯苓、炙甘草四味药，不热不燥，施力适度。

四君子汤出自宋代的《太平惠民和剂局方》，最初用于治疗脾胃气虚证，有"天下补气第一名方"的美称。千百年来，四君子汤一直是中医补气健脾的基础方，之前为大家介绍过的补中益气汤等都含有此方，还有著名的六君子汤、人参健脾丸、参苓白术散、都气丸、八珍汤等，也都是在四君子汤的基础上加减而成的。这个方子补性平和，品性中正，不偏不倚，犹如君子有冲和之德、中庸之道，所以用"四君子"来命名。

著名的四君子汤有两个出处：一是宋代官府编著的《太平惠民和剂局方》中治荣卫气虚、脏腑虚弱、心腹胀满、不思饮食、肠鸣泄泻、呕哕吐逆的方剂，制法为：人参、白术、炙甘草、茯苓各等分，共研为粗末，各服 2 钱，以水煎服；二是金元四大家之首刘完素在《素问·病机气宜保命集》中治疗肺损而皮毛聚落的方剂，即白术、人参、黄芪、茯苓各等分，共研为细末，以水煎服，每次服 5～7 钱。其中，以《太平惠民和剂局方》最为著名，并广泛流传至今。

四君子汤，是由人参 9 克、白术 9 克、茯苓 9 克、炙甘草 6 克组成的古方剂。别看这个被称为健脾补气第一名方的方剂只有 4 味药，却体现了中医组方君、臣、佐、使的法则，配比绝妙，令人叫绝。

方中人参为君药，甘温益气、健脾养胃；臣药为苦温之白术，可健脾燥湿，加强益气助运之力；佐药为甘淡的茯苓，健脾渗湿，茯苓、白术相配，则健脾祛湿之功效明显；使药为炙甘草，益气和中、调和诸药。四药配伍，能使脾胃之气健旺，脾的运化功能恢复正常，滋养气血。临床发现，慢性胃炎、消化性溃疡、慢性肠炎等属脾胃气虚证的疾病，都可以用四君子汤来治疗。

将四君子加大米熬成粥，非常适合想要补气健脾的朋友服用。每到立夏时节，你可以给家人熬这道粥喝，以减少即将到来的炎热对身体造成的消耗。这个方子也可作为日常的保养方使用，不过把其中的人参换成党参最好。

　　现实生活中，很多女性朋友都有脾虚症状，脾一虚就乏力犯懒，什么事都不爱干，面色泛黄，免疫力下降，动不动就生病。有了这道粥，女士喝了能使脾气足而气血生化有源，气血足了，则面色红润、体力充沛，同时对于女士易得的低血压、贫血也有很好的疗效；对于男士来说，在外奔波劳碌，工作压力大，很容易气虚，导致精力不足、体力不佳，服用四君子粥能有效抵抗疲劳，使人保持精力充沛；这款粥也适合老年人服用，他们身体的各个零部件都老化了，五脏都容易虚，经常饮用此粥能益气健脾；小孩体质差，酌情服用可提高机体免疫力，不过需要减量。对于太小的孩子（比如5岁以下的），就不建议服用了。

　　但凡是补药，多偏滋腻厚重，喝多了容易壅气。所以对于脾胃非常虚弱，体内湿气盛，难以运化补品的黏滞、滋腻之气者，不宜食用四君子粥。否则非但没有将补品补到身上，反而给脾胃增加了巨大的负担。一味地补下去，最终会导致脾胃不能承受压力而"罢工"。

生活中，有很多病症看似与脾胃无关，其实都是由于脾胃受损引起的，比如肥胖、糖尿病、高血压、高血脂等。脾胃是人体从外界摄取营养物质的源泉，人体其他部位所需的物质和能量，都需要通过脾胃消化、腐熟水谷而产生。如果把脾胃调养好了，一些病症自然就不药而愈了。

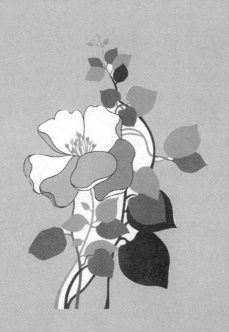

第十章

万病皆可从脾治，养好脾胃不生病

反复感冒，不妨先调理脾胃

一些人容易患感冒或感染流感，这与其脾胃功能虚弱有关。尽管免疫功能不完全取决于脾胃功能的强和弱，但是脾胃功能不好就会表现为免疫功能低下。因此，保护好脾胃很重要。预防和治疗的时候，也要先从脾胃着手。

你可能有过这样的经历：经常患感冒，但到医院做系统的检查却发现自己的身体没大毛病。可是，每个月都要到医院打针、输液、吃药，花钱不少，体质依旧很差，仍然抵不过下一波感冒的侵袭。

有上述情况的人有没有想过，自己反复感冒的原因是什么？很多人觉得是体质不好所致，那么体质差又和什么有关呢？显然，一个重要因素就是脾胃功能弱。

人的体质好坏是"禀受于先天，充养于后天"的，脾胃是后天之本，体质雏形一旦构成，内结脏腑经络，外联四肢百骸，只有源源不断地得到后天之本所化生的精微物质的供养和补充，才能逐渐发展为皮坚肉满、血脉调和的强壮体质。这说明脾胃的功能可以直接影响人体免疫功能，尽管免疫功能不完全取决于脾胃功能的强弱，但是脾胃功能不好就表现为免疫功能低下，也就是老百姓常说的"爱闹病"。反过来，经常感冒又会导致脾胃功能变弱，形成恶性循环。

很多上班族的体质就是被不断感冒拖垮的。劳累和压力使脾胃功能减弱，使免疫力长期处于低下状态，再加上长期食用快餐、吃饭狼吞虎咽以及冷热不均，就容易影响脾胃正常的消化功能，所以无法让体质得到真正的恢复与调养，从而频发感冒。一些上班族感冒后症状严重才到医院来，想一下子就治好，这是不太可能的。调理脾胃需要一个过程，单纯依靠抗生素消除感冒症状的方法治标不治本，不仅没有治疗彻底，还为频发感冒埋下了隐患。只有把脾胃调理好了，感冒才没那么容易入侵人体。

那么，应该如何调理脾胃功能虚弱引起的感冒呢？粥是调节脾胃最好的食品。如果能从秋天开始，每天喝一碗粥，对脾胃虚弱、易患感冒的人群来说就是最好的补养了。

这里就为大家介绍一款既可以对付风寒感冒、又开胃健脾的粥——姜葱粥，由大米 100 克、生姜 1 块、葱白、葱根各 2 段、米醋 1/2 匙组成。先将大米洗净，放入水中浸泡 1 小时。将生姜、葱洗净，切片备用。锅中添水，放入淘洗干净的大米，以中火烧开，加入生姜片煮至半熟，再放入葱

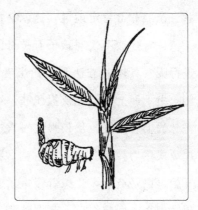

白和葱根，转小火慢慢熬煮。待粥快熟时，加入半匙米醋，稍煮即可。此粥具有祛寒暖胃、发汗解表、防呕止吐的功效，适合伤风感冒、受寒呕吐、胃口不好的人食用。

另外，对普通感冒类常见疾病，运用推拿按摩也能取得很好的疗效。比如有的小孩脾胃差，胃口不好，一变天就感冒，可以采用捏脊疗法为孩子治疗。这个方法最早见于《肘后备急方·治卒腹痛方第九》，

可以增强人体脾胃功能，进而提高免疫力，预防感冒频发。

笔者身边就有一个使用捏脊疗法受益的例子。笔者的一个远房亲戚，从电视的养生节目中获悉了这个方法，于是每天给自己8岁的女儿做按摩。那个女孩从前一直体质不好，大病小病不断，不喜欢吃东西，消化功能差，常患感冒。但自从接受捏脊按摩后，孩子的身体状况大大改善了。这次家庭聚会，笔者遇到了这个孩子，便为她号了脉，发现她的气血充盈又饱满，身体特别健康。

亲戚告诉我，以前她的女儿每年都会病上几回，而进行捏脊疗法之后，她的女儿没有感冒过一次，也没有请过一天病假。有一年，她所在的城市发生了一次大规模流行感冒，老师说最严重的一天有15个孩子发烧请病假，没有去上课，而她的女儿竟然安然度过，没有发烧咳嗽症状。亲戚非常肯定地说，这就是捏脊疗法带来的好处。

捏脊疗法不仅对孩子有神奇的功效，对大人也是如此。那么该如何进行呢？具体的方法为：让患者俯卧在床上，家人用双手沿其脊柱两侧、由下而上连续地挟提肌肤，边捏边向前推进，用力不要太重，沿着督脉的循行路线，从长强穴一直捏到大椎穴中央。在捏脊的过程中，每捏3次用力拎起肌肤1次，称"捏三提一"，也可以捏5次提1下。一开始可以轻点儿，让患者慢慢适应，然后逐渐加大力量，直到能适应的程度为止。捏完脊后，还要让家人给患者搓后背，从颈部一直搓到腰，搓热了就可以预防感冒、强健脾胃、提高机体的免疫力。

补脾益气，让失眠者夜夜好梦

睡眠是维持人体生命极其重要的生理功能，对人体而言就像水和食物一样必不可少。失眠是健康的大敌，大家要引起足够的重视。中医认为，失眠的病位在心，是心出了问题。而心与脾是母子关系，心火生脾土，脾虚则化源不足，心失所养，人就会出现失眠的问题。

失眠是一种常见的疾病，典型表现有：入睡困难；时常觉醒，睡而不稳或醒后不能再睡；晨醒过早；睡眠不足 5 小时，白天昏沉欲睡。这些都属于失眠症状，且易反复发作。现代医学临床上治疗失眠常以镇静、催眠类药物为主，但长期使用对药物容易产生依赖性，或引起智力下降、记忆力减退等副作用。所以，许多医药学家都想在祖国医学中寻找解决方法。

失眠在中医学中属于"不寐证"的范畴，中医认为其病位在心，是心出问题。别看是心出了问题，但也与脾有关。前面我们说过，心与脾是母子关系，心火生脾土，而且心的功能活动也依赖于气血的濡养；而脾是气血生化的源头，脾虚则化源不足，心失所养，就会出现失眠的问题。患者在睡眠质量不佳的同时，还往往伴有心悸、心慌、乏力、精神疲惫、口淡无味等精神系统症状；也常常伴有食后腹胀、不思饮食、面色萎黄、舌质浅淡、舌苔薄白、脉象缓弱等胃肠症状。

中医认为，这类人群多因用脑过度、神经系统过度疲劳导致营养大脑的气血过度损耗，而不能补养神经系统；或者因为女性月经过多、产后失血、病人体衰或行大手术后以及年老气虚血少等引起气血不足，无以奉养心神而致失眠。另外，饮食劳倦、伤及脾胃、胃气不和、脾阳不运、食少纳呆、气血化生来源不足、无以养心，也是这类失眠的主要成因。正如《景岳全书·不寐》中所说："无邪而不寐者，必营血之不足，营主血，血虚则无以养心，心虚则神不守舍。"因此，辨证施治时，必须将以上病机与辨证要点结合起来，诊治才能更加精准。

对于有失眠症状、同时脾胃又虚弱的人来说，调理脾胃很关键。也就是在辨证的基础上调节脾胃功能，使其恢复和谐，睡眠自然也就得到改善了。

调理脾胃分以下几种情况：脾气虚弱（如面色发白、四肢乏力、没有精神），可用四君子汤、参苓白术散；脾胃积滞（如脘腹胀满、大便不畅），可用健脾消积口服液、保和丸；胃阴不足（如口干舌燥、没有食欲），可用益胃汤。《伤寒论》中记载了一个针对脾胃不和所致失眠的方剂——甘草泻心汤。方中的甘草、党参、大枣可益气补虚；干姜、半夏开结散寒；还有黄连、黄芩等，诸药并用可起到辛开苦降、补气和中、调节肠胃的作用。但是否可以服用这个方剂，还要请医生根据具体症状进行辨证。

除了药物调节脾胃外，还不能忽视对经络穴位的保养。这里为大家介绍一种"三部推拿法"，即运用推拿手法作用于人体的三个部位：头部、腹部和背部。这个方法对失眠患者极为有效。

三部推拿法需要请家人帮助才能完成。首先推拿头部：失眠者取仰卧位，家人坐于失眠者头侧，家人先用拿法施于失眠者头部两侧10～20次；按揉印堂穴1分钟，再由印堂穴以两拇指交替直推至神庭5～10次；拇指由神庭穴沿头正中线点按至百会穴，再指振百会穴1分钟；之后，家人用双手拇指分推失眠者前额，从眉弓至太阳穴5～10次，再指振太阳穴1分钟；侧击头部，掌振两颞、头顶约2分钟。

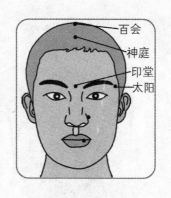

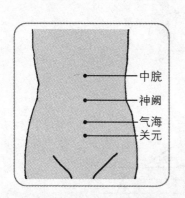

接下来，是腹部的推拿。失眠者取仰卧位，家人坐或立于其一侧，用手掌沿逆时针方向按摩失眠者的腹部，同时沿顺时针方向移动，操作6分钟左右；用按揉法或一指禅推法施于中脘穴、神阙穴、气海穴、关元穴各1分种，再指振各穴1分钟；最后家人用双掌自肋下至耻骨联合，从中间向两边平推3次；掌振腹部1分钟。

最后，是背部的推拿。失眠者取俯卧位，家人立于其一侧，先由内下向外上，提拿失眠者两边的肩井穴1分钟；直推背部督脉及两侧太阳经（即手太阳小肠经和足太阳膀胱经），每侧推10～20次，力度、速度均匀和缓；接着，双手拇指分别置于失眠者胸椎两侧，依次点按两侧的34个华佗夹脊穴，逐个点按，由上到下，由轻到重，以失眠者感到酸胀为度。

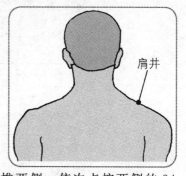

217

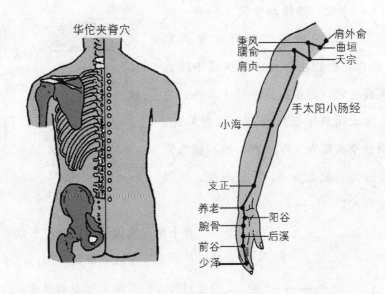

华佗夹脊穴

秉风
臑俞
肩贞
肩外俞
曲垣
天宗

手太阳小肠经

小海

支正

养老
阳谷
腕骨
后溪
前谷
少泽

足太阳膀胱经

大杼
风门
肺俞
厥阴俞
心俞
督俞
膈俞

肝俞
胆俞
脾俞
胃俞
三焦俞
肾俞
气海俞
大肠俞
关元俞
上髎
次髎
中髎
下髎
会阳

附分
魄户
膏肓
神堂
譩譆
膈关

魂门
阳纲
意舍
胃仓
肓门
志室

小肠俞
膀胱俞
胞肓
中膂俞
秩边
白环俞

三部推拿法先以手法作用于头部，对整个头面部进行全面疏通和调整，通经络、调气血、养其志、安其神；再以手法作用于腹部，可达气机、健脾胃、助运化；最后以手法作用于背部，可畅气机、交心肾、养心血、安神志。三部手法共施，使人体气机调畅、上下通达、心肾相交、阴阳调和、神自安宁，失眠者自可得以安睡。

培土生金，为支气管哮喘除根

> 哮喘是一种常见的、反复发作性的呼吸系统疾病，被世界卫生组织列为疾病中的"四大顽症"之一。中医认为，哮喘的发病根源在脾，其标在肺，所以治疗时应以补养脾肺为总的治疗原则，同时还要注意调节生活习惯，配合穴位按摩，如此治疗是行之有效的。

哮喘是一种常见的、反复发作性的呼吸系统疾病，被世界卫生组织列为疾病中的"四大顽症"之一。其中"哮"是一种发作性的疾病，发作时喉中哮鸣有声，呼吸急促而困难，甚至喘息而不能平卧；"喘"则是以呼吸困难甚至张口抬肩、鼻翼翕动、不能平卧为特征。哮和喘同时发作，合称为哮喘。

早在《黄帝内经》中就有对吼病、喘急、呷咳等症的描述，至金元时期才以哮喘命名。此病一年四季均可发生，尤以寒冬季节及气候急剧变化时发病居多。中医认为，哮喘发作的基本环节为痰阻气闭，邪实为主，病变部位在肺系，遇到外感因素便会发作。

而痰湿形成的重要原因是什么呢？前面讲过，脾为生痰之源。脾主健运，运化水液，是水液代谢的中间环节。如果一个人脾虚，不能为胃行其津液，则水湿停滞，淤而成痰。痰上贮于肺，肺因受困，易受外邪侵袭，引动内痰，痰阻气道，搏击喉间便会发为咳、喘、哮鸣。《医宗必读》记载："脾土虚弱，清者难升，浊者难降，留中滞隔，凝聚为痰。"《医方集解》也认为："痰之生由于脾气不足，不能致精于肺，而痰以成者也。"

按照中医的五行理论，脾土和肺金是母子关系，脾为母，肺为子，脾土虚弱，不能生肺金，就会累及肺气不足。肺主皮毛，外邪侵袭身体首先会侵犯皮肤和毛发，肺虚卫外不固，正气虚弱，则易感外邪，外邪与痰气相搏，自然会诱发哮喘。因此，在治疗哮喘及其他肺虚脾弱的证候时，应遵循"培土生金"的原则，先把脾湿祛除，肺脏功能自然会恢复正常。

那么，具体该如何治疗，才能轻松地解除"吴牛望月而喘"的烦恼呢？笔者为大家推荐一个方子——三子养亲汤，由白芥子、苏子、莱菔子组成。这3个"子"在食物中其实也很常见，如烤肉时包肉的苏叶，它的子就是苏子；冬天北方要腌芥菜疙瘩，"白芥子"就是芥菜的子；莱菔子大家熟悉，就是萝卜子。其中，苏子是降气的，莱菔子是下气祛痰的，白芥子是促痰排出的，而且3个"子"都是温性的，消除体内痰湿的效果非常好。

笔者有一位患者，患支气管哮喘已有10余年时间了。每当闻到异常气味或天气变化时，哮喘就会发作。他日日不落口服各种中西药，但病情未能好转。来到笔者这里进行检查时，笔者发现他有咳嗽、气喘、喉中痰鸣有声、恶寒痰多、舌苔白腻、脉滑等痰湿症状，于是建议他用三子养亲汤进行治疗。他在服用此方半个月后，上述症状均明显减轻。在继续使用此方6个月后，他的各种临床症状均已消失，哮喘得以治愈，取得了理想的疗效。笔者让他将三子养亲汤制成丸剂，再继续服用一段时间以巩固疗效。现在3年过去了，他的哮喘病症再也没有复发过。

三子养亲汤该如何制作呢？取白芥子9克，苏子9克，莱菔子9克。将上述药物放入砂锅内，加适量清水浸泡25分钟，再用小火煎煮约30分钟，滤出药汁即可服用。每日服用1剂，分早、中、晚3次服下，用药10天为1个疗程，一般服用3～4个疗程即可痊愈。哮喘病人经常服用，可以清除肺、胃之热，去除脾、肠之积，改善脏腑整体的功能。如果平时没时间煎制汤药，你也可以去药店买此药的丸剂，服用很方便，药效是一样的。

在运用三子养亲汤进行治疗时，哮喘患者还可以同时配合穴位按摩，以取得最佳的疗效。肺俞穴、脾俞穴、肾俞穴等都是哮喘患者很好的预防"药方"，这些腧穴与脏腑相通，刺激这些穴位即可刺激到相应的脏腑。

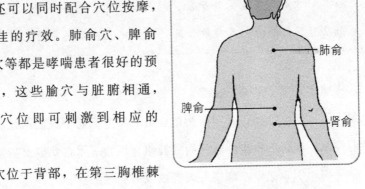

肺俞穴位于背部，在第三胸椎棘突下，左右旁开2指宽处；脾俞穴，在第十一胸椎棘突下，左右旁开2指宽处；肾俞穴位于腰部，在第二腰椎棘突下，左右旁开2指宽处。由于这些腧穴都在膀胱经循行线路上，因此可通过捏脊或拍打后背的方法

来对其进行刺激。刺激时不必拘泥于时间，什么时候都可以；至于按摩时间，则一般以每次2～3分钟为宜。当然，仅仅靠吃药和按摩还是不够的，平时还要节制饮食，不要贪食厚味肥甘，不可酗酒或吸烟，以免损伤脾胃，使水湿内盛、湿聚生痰。只有从根本上消除痰浊内生的根源，我们的身体才能重回健康状态。

调好脾胃，血脂不再高

高脂血症的发病，脾胃失调是首要因素。因膏脂的生成与转化无不与脾的运化功能有关，故脾失健运是高脂血症发病的重要病机。治疗一方面要重视调整饮食、起居、情志；另一方面中药治疗高脂血症有巨大潜力，其疗效较好、价格便宜、无明显的毒副反应。

很多人不了解高脂血症，认为高脂血症就是血液稍微黏稠一点，年纪大了肯定会这样。其实高脂血症的可怕远远超乎我们的想象，若不及时控制，就会一步步侵蚀我们的健康。调查显示，我国血脂异常患病人数已高达1.6亿人，这些人大多数没有明显症状，可一旦发病却会造成伤残或死亡的后果，比如动脉硬化、血栓等多种血管危机，以及引发侯耀文、高秀敏、古月等名人猝死的冠心病都与高脂血症息息相关。

现代医学把因脂肪代谢或运转异常，使血浆的一种或多种脂质高于正常的情况称为高脂血症。血液里胆固醇、三酰甘油、低密度脂蛋白胆固醇过高，或者高密度脂蛋白胆固醇过低，就是血脂异常。目前医学界将高脂血症分成三类，包括高胆固醇血症、高三酰甘油血症以及两种指标都高的复合性高脂血症。

在中医学中，高脂血症属于痰证、眩晕、心悸、胸痹等病证的范畴。按照中医"补土派"的观点，脾胃失调是高脂血症的主要原因，其中包括几个致病因素：很多人饮食不节，摄食过度，或酗酒过度，或经常吃肥腻甘甜厚味，损及脾胃，健运失司，致使饮食不能化精微以营养全身，反而变生脂浊，混入血中，引起血脂升高；而且，现代人生活节奏较快，思虑过度，易伤及脾胃，使脾失健运，膏脂运化输布失常，致使血脂升高；另外，人步入老年后，五脏六腑都会出现衰败迹象，以脾为主。脾主运化，脾虚则饮食不归正化，膏脂转化利用不及，以致生多用少，沉积于体内，浸淫血中，引起血脂升高。因此，高脂血症是中老年人的常见病症之一。

不管是以上哪种原因，在治疗时都需要从脾胃调治，如何调治呢？为大家介绍一剂药方——降脂活血汤，它具有健脾化痰、活血通络、散结排浊的作用，对于脾胃失调所引起的高脂血症有着极其明显的疗效。此方由荷叶、川芎、生山楂、白术、黄精各 10 克，陈皮、蒲黄、赤芍各 12 克，当归尾、何首乌、泽泻各 15 克，薏苡仁、半夏、丹参各 20克组成。其中，川芎、赤芍、丹参为四物汤中的三味，配合当归尾、蒲黄，可以活血通络；泽泻、黄精、何首乌、生山楂、荷叶有降脂的功效，可以降低血清总胆固醇、三酰甘油的含量；陈皮、薏苡仁有燥湿化痰的功效；半夏、白术可以调整脾胃失和、健脾益气。诸药合用，可明显降低血脂，提高脾胃功能。上述药物以水煎制，每日 1 剂，分早、晚2 次服用。

笔者有一位病患，常年吃膏粱厚味，吸烟、酗酒无度，所以形体肥胖，有头痛、眩晕症状，伴随胸闷、气短，临床被诊为高甘油三脂血症、脑动脉硬化症。在笔者的建议下，这位患者在服用降血脂药的同时，每天加服降脂活血汤。笔者在方中稍做调整，加入了钩藤、菊花、白芷、甘草，去掉了半夏、生薏苡仁和陈皮，让他每日煎服1剂。连用12剂后，患者的头痛有所好转。他接着服用了40剂，再次复查时，发现自己的甘油三酯已经降至正常水平，各种不适之症也消失了。由此可见降脂活血汤的神奇之处。

当然，高脂血症发病的原因是非常复杂的，不是简单地用一个药方就能治好的病症。降脂活血汤无非是巩固效果，起辅助作用的。要想改善血脂状况，主要还是要调整生活方式，关键在于改变饮食习惯。只有从源头抓起，才能收到事半功倍的效果。

在饮食方面，高脂血症患者要重新调整一日三餐，做到定时定量。应该选择低脂、低热量、低盐、高纤维素和高矿物质的食品。少食油炸食物、动物内脏和蛋黄，多食用水果、蔬菜、低脂肪高蛋白的鱼类、豆制品和少油低糖的健康食品。

除此之外，还要每天坚持运动。运动时应根据自身情况，量力而行。散步、慢跑、舞剑、跳舞、太极拳、体操等运动都能增强身体机能；也可利用工作场合及家务进行锻炼，改变静坐的不良生活方式。每天坚持锻炼30分钟，可以降低减少高脂血症并发其他疾患的几率。

益气健脾，治疗糖尿病

> 脾胃是津液气血生化之源，若脾失健运，则津液化源不足。津血同源，相互转化。津液一旦亏虚，血液必然黏稠；血液一旦黏稠，则血液中的糖分、脂肪等含量都会增高，这样一来，就形成恶性循环，导致各种疾病丛生，这就是糖尿病患者最害怕的并发症。

中医将糖尿病归属于"消渴"的范畴，"消渴"病名最早见于《黄帝内经·素问·奇病论》。黄帝问："有病口甘者，病名为何？何以得之？"岐伯回答说："此五气之溢也，名曰脾瘅。夫五味入口，藏于胃，脾为之行其精气，津液在脾，故令人口甘也；此肥美之所发也……肥者令人内热，甘者令人中满，故其气上溢，转为消渴。"由此说明，糖尿病与脾失健运的关系密切。

中医认为，脾主运化，输布精微，升清降浊，开窍于口，如果脾失健运，郁而化热，则会表现出多食、容易饿的症状；脾在体合肌肉，主四肢，如果一个人脾虚，则肌肉四肢失养，表现为倦怠乏力、肌肉瘦削等现象；脾胃是津液气血生化之源，若脾失健运，不能为胃行其津液，津液化源不足，使肺失滋润，胃失濡润，肾失滋源，最终导致肺燥、胃热、肾虚同时存在，多饮、多食、多尿相互并存，甚者出现昏迷、四肢厥冷、脉微细等危象。这样一来，会形成恶性循环，导致各种疾病丛生，这就是糖尿病患者最害怕的并发症。

按照五行来说，脾胃对应着思虑。当下人们长期沉浸在巨大的工作压力当中，为了生活绞尽脑汁，很容易因为思虑过度而损伤脾胃。脾胃是津液化生、输布的枢纽，一旦受伤，运化的功能就会失常，津液不能上达心肺，肺脏得不到津液的滋养，就会想喝水，出现多饮症状，这也正是李东垣所说的："脾气不足，则津液不能升，故口渴欲饮。"

现代研究也发现，情绪不稳定的人内分泌功能会失调，这样一来，肾上腺素分泌增加，去甲肾上腺素和甲状腺素功能亢进，就会抑制胰岛素分泌，从而诱发糖尿病。所以，西医说糖尿病是内分泌的问题，而中医说糖尿病是脾的问题，其实原理是一样的。因此，健脾助运才是针对消渴患者的治本之法。

我们该采用何种方法治疗糖尿病呢？临床上常用的治疗糖尿病的西药不良反应较多。我国的传统中医中药学有着悠久而丰富的临床经验，尤以不良反应小、治疗彻底、改善身心状态、治疗慢性病见长。千百年来，积累了很多治疗糖尿病的复方。其中，名医张仲景的《伤寒论》中就有一个著名的方子——人参白虎汤，治疗糖尿病的效果非常好。

有的朋友可能会问，有白虎这味中药吗？为什么叫人参白虎汤？其实，这个方剂是在"白虎汤"的基础上加入人参而成的。白虎汤是《伤寒论》中的经典清热泻火方。中医认为"白虎"为西方金神，对应着秋天凉爽干燥之气。以白虎命名，比喻此方的解热作用迅速，就像秋季凉爽干燥的气息降临大地一样，一扫炎暑湿热之气。

白虎汤中包括了四味药：知母、石膏、炙甘草和粳米。方中的知母为主药，具有降血糖的作用；石膏可清热泻火、除烦止渴；炙甘草可补脾和胃、益气复脉；粳米可补中益气、止烦渴、通血脉。这些药物合用，能够消烦止渴、降低血糖、增强机体免疫力。

张仲景在白虎汤中又添加了人参，强化了治疗糖尿病的效果。药理研究证明，人参可以显著增强机体神经体液的调节机能，增强免疫系统、心血管系统等机能，提高机体的特异性和非特异性抵抗力，增强机体对病理状态的耐受力。不过，症状不同的人所用的人参品种是不一样的。如果患者精神萎靡、易出汗、脉虚无力，则以吉林参为主；如果患者口干舌燥，以西洋参为宜；如果患者食欲不振、形体消瘦，以党参为宜；如果患者经常干咳、大便干燥，则应选择沙参或玄参。

人参白虎汤应如何制作及服用呢？首先去药房抓药：选知母18克，石膏30～45克，炙甘草6克，粳米12克，人参9克。将这5味中药放入锅中，加1升水，煮至米熟汤成，滤去渣滓，每次温服200毫升，每日3次分服。

人参白虎汤有清热泻火、益气生津的功效，特别适合那些烦渴多饮、口干舌燥、形体消瘦、大便干结、易出汗、皮肤少光泽的糖尿病患者。这类病人最好在立夏之后、立秋之前的时间服用本方。立秋之后以及正月、二月、三月天气比较凛冷，建议大家不要服用。

除了人参白虎汤外，还有一款辅助治疗糖尿病的小方子，笔者称其为益气健脾糕。益气健脾糕不仅对糖尿病的疗效非常明显，而且味道美口感佳，不同于中药的"苦口"。

益气健脾糕的制法为：取党参、淮山药各3克，莲肉、茯苓、芡实各2克，薏苡仁、糯米各15克，粳米35克，冻蜜5毫升。先将糯米、粳米等用小火炒黄，磨成细粉，其他材料也都磨成粉，将这些材料放在一起拌匀，然后加入蜂蜜，再调入适量清水，揉成面团并蒸熟，之后取出切成小块即可。每天早上可蒸一两块来当早餐吃，长期食用，会产生明显的益气健脾的作用。

补足脾气，消除高血压症状

在早期、中期的高血压患者中，绝大多数人的病机是脾气虚；在中期、晚期的高血压患者中，也有不少人有不同程度的脾气虚。特别是70岁以上的老年人，基本上都有一定程度的脾气虚，患者适当食用一些补脾益气药，便可明显改善疗效。

中医古典医籍中并没有"高血压"这一词，高血压在中医中属于"风眩"，古代文献中记载的"中风"、"头痛"、"眩晕"、"肝风"、"肝阳"、"心悸"等症，与高血压颇为相当。《素问·至真要大论》中说："诸风掉眩，皆属于肝。"《丹溪心法》中说："无痰不作眩"，"多是湿土生痰，痰生热，热生风"。这些都说明肝、脾功能失常与高血压的发生存在直接的关系。

我们先来看看肝与高血压的关系。中医认为，肝风上扰是形成高血压病的一种重要机制，常由年高肾亏或房事劳倦、平时性急易怒、为生活操心劳神而致肝之阳动。肝具有升发的特性，动而生风，形成肝风，风善行而数变，肝风上扰，进而影响到血压的调节功能，造成血压升高。由于风的特性，临床上以血压高而不稳定为特点，症状常见脾气急躁、方圆脸且颧骨高、肌肉较发达而棱角分明、多不喜欢喝水或饮水过多、大便干燥、局部易出汗、皮肤多油脂、头晕而眩、头痛耳鸣、手足麻木等。

那么，高血压与脾又有什么关系呢？一方面，由于气候的变化、环境的恶化、快节奏的工作、不良的饮食、不文明的生活方式等，使后天之本脾气受损；加上毒、痰、瘀共同肆疟为害，气机郁滞，脉管痰结，脉络淤阻，营气闭塞，血脉壅滞，便逐渐形成了高血压。另一方面，由于肝气过盛、肝风上扰，脾胃就会受到抑制，饮食的消化、转运随即遇到障碍，导致水湿痰饮内生，气滞血瘀。痰湿热积滞于血管则血管变硬，肝气盛夹肝阳上亢则交感神经紧张度高而使血管拘紧，造成了血压的持续升高。

上述发病机制中，肝风上扰已得到公认，而脾气虚导致的痰湿阻滞则常被人们忽视。其实，在早期、中期的高血压患者中，绝大多数人的病机是脾气虚，而不是肝阳上亢；在中期、晚期的高血压患者中，也有不少人有不同程度的脾气虚，真正肝阳上亢的病例已不太多。特别是70岁以上的老年人，基本上都有一定程度的脾气虚，患者适当食用一些补脾益气药，便可明显改善疗效。由于一些认知上的误区，一些医生会为患者开一些平肝潜阳的药物，虽然可以暂时缓解肝阳上亢的症状，但易药过病所，也会败脾伤胃，还会损害肝肾阳气。不如转换思路，使用一些调理脾胃的药食，往往都能取得良好的效果。

补脾益气该如何用药呢？为大家介绍一个食方：取党参（或西洋参）3 克，山药 12克，陈皮 3 克，薏苡仁 10 克，粳米 50 克。陈皮需要先用水洗净，浸泡半小时，然后剁碎。制作的时候，把除了陈皮之外的药材一起熬粥。粥快熬好时，把陈皮放入粥中，也可以根据个人的口味再加入适量的盐，稍微

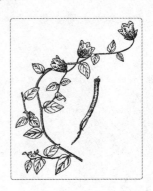

煮一下，一道健脾益气的药粥就做成了。

这道粥中的山药可以健脾养胃，党参能够健脾益气，而陈皮行气的效果好，脾气虚的人往往容易夹湿，所以方中又加入薏苡仁以祛湿化痰。高血压患者坚持服用一个阶段，再观察血压和自身的情况，如果明显好转，就可以循序渐进地减少降压药的用量。

再为大家推荐一个食疗方，治疗高血压的效果非常好，副作用也小。取青豆、黑豆、薏苡仁、莲子、生姜、大枣各适量，用豆浆机打成浆，煮沸后饮用。此方可以健脾利湿、活血、沉降潜阳、补精气，能应对高血压的脾湿痰瘀和阳气上亢。患者可在中医的指导下，因人而异地适当变动。如夜尿多者可在其中加入山药、芡实，冠心病或大便稀者应去掉薏苡仁，心火重者需加入绿豆等。服用时，视血压及全身情况决定降压药的用量，不可急于停药。

除此之外，清淡的饮食也是防治高血压的必要手段。高血压患者在按时服药的同时，在饮食方面禁食牛髓、狗肉、羊髓、肥猪肉、鸡肉、鸭蛋、虾子、动物肝脏、动物脑、动物肾脏等高脂肪、高胆固醇食物。此外，血压升高者还应忌饮白酒，不吃腌制的咸菜、胡椒，以及戒烟等。这些东西一方面加重内热，使人早衰减寿；一方面加重脾胃负担而生痰湿，是高血压发生的直接成因。所以高血压患者的饮食要以清淡为主，多吃水果蔬菜。

增强胃功能，改善胃下垂

中医学认为脾主升，胃主降，脾胃同居中焦，是人体升降的枢纽。胃主受纳，腐熟水谷。人体食入的食物，经过胃的腐熟，脾的运化，化生气血，供养全身。胃下垂的发生，多因长期饮食失节或劳倦过度，致脾胃虚弱、中气下陷、升降失常所致。

胃下垂是一种内脏下垂的疾病。它是指站立时，胃的位置低于正常，胃下缘达盆腔，胃小弯弧线最低点降到髂嵴连线以下。轻度下垂者一般没有明显症状，下垂明显者有上腹不适、饱胀感，饭后明显，同时伴随恶心、嗳气、厌食、便秘等，有时腹部有隐痛感，常于饭后、站立时及劳累后加重。长期胃下垂者常有消瘦、乏力、站立性昏厥、低血压、心悸、失眠、头痛等症状。

胃下垂属中医的"胃缓"的范畴。这一名称首见于《黄帝内经》，《灵枢·本藏》开篇记载："脾应肉……肉䐃不称身者胃下，胃下者，下管约不利。肉䐃不坚者，胃缓。"明确指出肌肉瘦弱与身形不相称的人的胃的位置偏下，肌肉不够坚实的人则胃缓。《金匮要略》中也有论述："其人素盛今瘦，水走肠间，沥沥有声，谓之痰饮"，与此病的症状非常相似。

祖国医学认为，胃下垂多由脾胃虚弱、中气下陷所致。脾为后天之本，主运化、主升清、主四肢肌肉。因先天元气不足，或因久病体虚、元气虚衰所致脾胃虚弱，运化无力，气血乏源，胃气严重受损，五谷不能消化，肌肉失于充养，中气虚陷，升举无力而发生下坠。现在胃功能不好、吸收不好、身体素质差的人越来越多了，所以患胃下垂也就不足为奇了。

治疗胃下垂，要从活血益胃、填补中气入手，中气升举，胃也就不再下垂。在诸多中医绿色疗法中，艾灸补充人体元阳的功能最强大。方法就是背部穴位用小艾粒直接灸，腹部最好用四眼艾灸盒做大面积的艾灸，其他穴位用清艾条温和灸。

胃下垂者具体该选择哪些穴位呢？笔者首推百会穴、中脘穴、神阙穴和关元穴，这些穴位可以形成一条从上至下的元气通行线，使从关元穴和神阙穴生发出来的阳气上行至头部，进而温暖全身。另外，还要搭配足三里穴和三阴交穴，足三里穴是调节脾胃功能的要穴，中医对于肠胃病经常采用该穴。而三阴交穴是三条足三阴经脉的交汇穴，艾灸这个穴位可以同时为肾、肝、脾经注入阳气。

百会穴在头顶正中线与两耳尖连线的交点；中脘穴位于人体的上腹部，前正中线上；神阙穴位于脐窝正中；关元穴位于肚脐之下 3 寸；足三里穴位于外膝眼下 3 寸，胫骨外侧约 1 横指处；三阴交穴位于小腿内侧，足内踝上缘 3 指宽，在踝尖正上方胫骨边缘凹陷中。每个穴位用艾条灸 10～15 分钟，以得气为度，如出现酸、麻、胀、蚁行感等。每天 1 次，15 天为 1 个疗程，休息 3 天再继续。大约在 3 个疗程后，胃下垂便可得到明显改善。

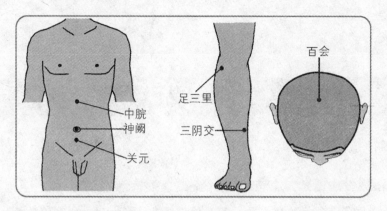

患有胃下垂的患者还可以服用补中益气丸。我们在前面详细地介绍过补中益气汤,此药便为补中益气汤的丸剂,治疗胃下垂非常有效。补中益气丸主要由黄芪、党参、炙甘草、白术、升麻、柴胡、橘皮和当归组成,具有补中益气、升阳举陷的功效,可用于胃下垂、子宫脱垂、脱肛以及其他脏器的下垂。对脾胃虚弱所致的体倦乏力、食少腹胀、久泻等也有较好疗效。

如果病情虚实夹杂,需在补中益气汤的基础上酌加祛邪药。气虚夹气滞者,可以在方中加入枳壳。现代药理研究证实,枳壳可以增强平滑肌的张力,对有气滞的胃下垂最为合适;胃下垂兼水饮者,可加服苓桂术甘汤,以温阳健脾化饮。

此外,胃下垂患者在平时还要注意生活养护,切勿暴饮暴食,宜少吃多餐;戒烟、酒,禁肥甘、辛辣刺激之品,宜常吃易消化、营养丰富的食品;不要参加重体力劳动和剧烈活动,特别是进食后;晚饭1个小时后散步,有助于此病的康复;保持乐观情绪,勿暴怒、勿郁闷。总之,要耐心坚持治疗、食物调理和康复锻炼,才会彻底战胜胃下垂。

✛ 调理心、脾、胃，治疗冠心病

> 脾胃是气血生化之源，其功能强弱直接影响到其他脏腑的功能。古人云："脾胃一病，百病乃生"，而冠心病人的身倦、乏力、气短等症，也与脾胃之气不足有直接关系。因此，在治疗冠心病时，只要调养好脾胃功能，往往能收到事半功倍的效果。

冠心病属中医"惊悸"和"怔忡"范畴，是指病人自觉心中悸动，惊惕不安，甚至不能自主的一种病症。近年来，随着冠心病发病率的上升，因此病来就诊的病人越来越多。他们存在一个普遍的症状，就是胸闷，而笔者在为他们开药之后也一再叮嘱，护心之前先要保护好脾胃，平时一定要合理饮食。很多朋友不了解，为什么冠心病患者要重视调护脾胃？下面，笔者就为各位详细地说一说。

中医认识和诊治疾病一贯注重"整体性"，在中医理论体系中，心主血脉，依赖心气、心阳以鼓动推行。脾胃是气血生化之源，其功能强弱直接影响到其他脏腑的功能。心气在一定程度上依赖脾胃化生的宗气以资助，心血则有赖于脾胃化生的营气以充养。脾胃与心之间有经脉相通。

《黄帝内经》中说：脾经"其支者复从胃，别上膈注心中"，"胃之大络曰虚里，贯膈络肺，注于心前"。如果脾胃功能受损，饮食不易消化，不仅宗气、营血化生不足，且可累及于心，导致心血不足，气机不畅，胸中气塞，自然会出现胸闷的症状；而且，脾胃运化失常，产生的痰浊寒饮将会循经上逆，注入心中，从而痹阻心阳、阻滞心气，以致心气不畅、心脉瘀滞、发为心痛。可见，冠心病从脾胃论治是有其理论依据的。

从现代医学的角度看，冠状动脉粥样硬化的形成本身就与饮食因素息息相关，冠心病患者不宜进食过多、过饱，否则同样容易导致胸闷、胸痛的发作。因此，脾胃功能的强弱和功能失调与否对冠心病的发展及愈后起着重要的作用，我们在治疗冠心病时应该做到"心与脾胃同治"。

如何调理心脾呢？可以用归脾汤加减。归脾汤出自《济生方》，由人参、白术、茯苓、甘草、黄芪、当归、龙眼肉、酸枣仁、远志、广木香、大枣、生姜等中药组成，具有健脾养血、佐以活血的作用，临床常用于治疗心脾两虚之心悸、脾不统血、气不摄血、心血不足等症。

笔者有一位患者，60多岁，有1年的心肌梗死病史，常常感觉呼吸困难、气短乏力，稍一活动则症状加剧。他曾服用过很多西药，但仍时有加重，并反复住院治疗，被确诊为冠心病。后来，他来到笔者这里就诊，证属心脾两虚并心阳不振。笔者为他开了归脾汤：当归10克，人参15克，白术20克，茯苓15克，甘草6克，黄芪40克，龙眼肉15克，酸枣仁15克，广木香10克，附子20克，生姜10克，这些药物

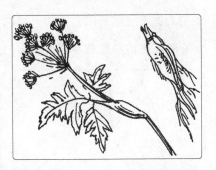

以水煎，令他每日1剂服用。这位患者服用了4剂之后，明显感觉到胸闷、气短的症状有所好转，从前只能侧着睡，用药后可以平卧。就这样，他又坚持治疗了1个月，冠心病的许多症状都消失了，他日常活动时与常人无异。

在上例中，笔者针对此病减掉了归脾汤中的志远和大枣，根据患者的症状添加了附子，以温通心阳，益命门而暖脾土，增强了补益心脾的效果。

可见，归脾汤的使用是灵活的，在治疗时，也需要根据不同的发病特点进行调理。如果患者的舌上有瘀点、脉沉涩、瘀血症较为明显，可以佐入桃仁、红花、川芎、丹参以养血活血；如果血亏日久，致使阴血俱虚，症见口感、盗汗、夜间烦热，可在前方中去掉黄芪，加入麦冬、地骨皮；而对于肾阴不足者，可加入旱莲草、制首乌、枸杞子等。当然，具体用药还需要医生做指导，毕竟每个人的症状轻重都是不一样的。

治疗冠心病的方法还有很多，穴位按摩也是一种行之有效的治疗手段。只要冠心病患者或是其家属能够采用正确的穴位按摩手法来按摩，并坚持不懈，便可以为心脏注入汩汩活力，使其保持健康状态。

具体如何操作呢？可以在每天晚上温水浴足后，点按两腕的神门穴。中医有"五脏有疾当取十二原"之说，意思就是说五脏生了病，应该用人体十二经的原穴来治。神门穴是心经的原穴，所以可用于治疗一切心脏疾患，功效非常强大。神门穴位于手腕内侧，小指延伸至腕关节

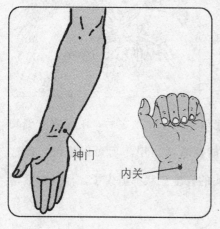

与手掌相连的一侧，每侧各按摩30次。

按完神门穴，再继续按摩内关穴。内关穴是心包经中的"首席穴位"，可以调畅脾胃气机，治疗与心脑血管有关的各种病症，特别是对于缓解冠心病、心绞痛、心律失常、心肌梗死的危急状态

和及时救治病人有重要意义。取此穴时，患者应采用正坐或仰卧的姿势，内关穴位于前臂掌侧，从近手腕之横皱纹的中央，往上约3指宽的中央。每天重重按压内关穴30次，可以起到宁心安神、强心止痛、和胃降逆的功效，进而延缓心脏疾病的进展，达到防治冠心病的目的。

病从口治，赶跑慢性胃炎

从中医的角度来看，慢性胃炎多由长期情志不遂、饮食不节、劳逸失常，而导致肝气郁结、脾失健运、胃脘失和、日久中气亏虚，从而引发身体的种种不适症状。具体分为肝胃不和型、脾胃湿热型、脾胃虚弱型、胃阴不足型、胃络瘀血型，采用辨证施治的方法，往往能取得满意的疗效。

俗话说："十人九胃病"，意思就是10个人中有9个人患有胃病。可见胃病很容易就会找上门来，工作忙碌、饮食不规律的年轻人更是胃病的"常客"。得胃病容易，彻底治好却很难，所以，我们在健康的时候就要珍惜，加倍警惕胃病的发生。

胃病中以慢性胃炎最为常见，慢性胃炎是指由多种原因引起的胃黏膜慢性炎症或萎缩性病变。临床缺乏特异性症状，多表现为消化不良症状，包括上腹部饱胀不适、无规律性的腹痛、嗳气、泛酸、恶心、呕吐，以致厌食、体重减轻，严重者出现舌炎及贫血。其发病率居各种胃病之首，且随着年龄的增长而增高。

　　笔者曾治疗过一个患慢性胃炎的小伙子，虽然他看起来身体很结实，却被胃病困扰 2 年之久了。跟他交流得知，他刚大学毕业就进入一家外企，同学们都很羡慕他，他也很珍惜这次工作机会，于是非常卖力地工作。为了把时间充分投入到工作中，他有时不吃早饭，有时在路上吃，午饭也不定时，晚上在公司待到八九点钟才回家吃饭，有时由于太累，干脆就把晚饭省了。当他胃不舒服时，就自己随便吃点胃药。这样几个月下来，原本健康、阳光的小伙子却常常被胃痛折腾得愁眉苦脸。胃疼严重时，直接影响到他的正常工作，他才觉得不能再拖延了，于是去医院检查，结果被诊断为慢性胃炎。

　　相信这位小伙子是当下年轻人的缩影，很多人都像他一样忙于工作而忽略了自己的身体，由于饮食没有节制，加上工作压力大，导致胃部不舒服，胃疼起来就自行吃点药，觉得挺过这一阵就好了，并不放在心上。结果一拖再拖，最终发展成了慢性胃炎。千万不要以为有点胃病算不了什么，如果不及时治疗、控制，有可能发生很多并发症。

　　慢性胃炎会给健康带来诸多隐患，如何消除此病所带来的痛苦呢？利用中医药治疗此病具有较好的疗效。中医认为，慢性胃炎主要分为五种证型，临床一般采用辨证施治的方法，即针对不同的病症采用不同的治疗方法，往往能取得满意的疗效。

　　第一种是肝胃不和型。这一类型的患者经常有脘胁胀满、疼痛的感觉，特别是在发怒时加重；经常打嗝、排气，而后觉得胃部舒服一些；看见什么都没有胃口，即使吃山珍海味也很勉强。肝胃不和型慢性胃炎的发生与患者情志失调密切相关，因此在日常保养时首先应注意调畅情志。

根据五行理论，肝木易克脾土，所以肝胃不和型慢性胃炎患者多有脾虚的情况存在，治疗时宜用疏肝健脾、和胃降逆之法。可以用柴胡疏肝散合香砂六君子汤加减。处方为炒白芍、神曲各15克，柴胡、炒白术各12克，白豆蔻、甘草各6克。除了白豆蔻，上述5味先放入锅中煎汤，最后下白豆蔻，滤渣取汁服用。慢性胃炎伴胆结石者，可在方中加入大叶金钱草30克，赤芍18克，鸡内金、海金沙、广郁金各15克；胃酸过多者，可在方中加用煅瓦楞子、海螵蛸各20克，浙贝母12克。

　　第二种是脾胃湿热型。这一类型的患者胃脘常有灼热、胀痛的感觉；舌质红，苔黄腻，脉弦滑；口苦口黏，渴不欲饮，不思饮食；肛门有灼热感，大便不成形，且排便困难、排不净。

　　脾胃湿热型胃炎在治疗时应以清热化湿为原则，用芩连平胃散加减。处方为茯苓15克，黄芩、苍术、厚朴、半夏、栀子、泽泻各10克，陈皮6克，黄连、草豆蔻各3克，以水煎服。如伴有恶心、呕吐症状者，在方中加入竹茹、生姜、炙枇杷叶以和胃止呕；如有食欲不振症状者，在

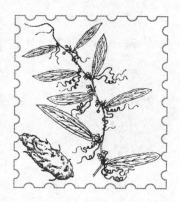

方中加入法半夏、白豆蔻、神曲以消食开胃；如有脘腹痞满、舌苔厚腻等情况，在方中加入石菖蒲、槟榔以芳化泄浊；慢性胃炎兼有脾胃虚弱、神疲乏力者，在方中加入白术、党参以健脾化湿。

　　第三种是脾胃虚弱型。这一类型在临床上最为常见，主要症状为胃脘部隐痛；食欲不振，饭后胃部出现不适感；四肢乏力，体瘦面黄、精神不振；舌质淡，边有齿印，脉沉细；夜间容易流虚汗；排便为稀便或者水样便。

治疗宜以益气健脾为原则，选用六君子汤加减。处方为茯苓、薏苡仁、白芍各12克，党参、炒白术、神曲、半夏、陈皮、藿香、丹参各10克，桂枝、泽泻、防风各9克，炙甘草6克，川连5克，将这些中药材以水煎服，1日1剂，2个月为1个疗程。对气虚下陷、腹部坠胀者，在方中加入升麻、柴胡以升举清阳；对脾胃虚寒、畏寒肢冷者，在方中加入黄芪以温中健脾；对脾虚不运、食后饱胀者，在方中加入炒麦芽、炒谷芽健脾助运；对胃出血者，在方中减去桂枝、丹参，加入白及；对黏膜隆起结节者，在方中加入莪术；对黏膜糜烂者，在方中加入连翘、蒲公英；对胆汁返流者，在方中加入黄芪、枳壳。

第四种是胃阴不足型。这一类型的患者胃脘隐隐有灼热、痛疼感，空腹时灼痛加重；口干舌燥，舌头发红，舌面少苔或花剥苔，还有裂纹，脉细软无力；大便干燥，神疲乏力等。治疗此类患者时，以益气健脾、养阴泄热为原则，可选用益胃汤加减。

处方为石斛30克，沙参、麦冬、生地黄各20克，玉竹、地骨皮、白芍、当归、川楝子、延胡索各12克。如气阴两虚、疲劳乏力，在方中加入太子参、山药以益气养阴；如肝阴不足、脘痛连胁，在方中加入枸杞子以柔肝和络；如不思饮食、食后脘胀，在方中加入炙鸡金、炒谷芽、乌梅以运脾开胃；如阴虚络滞、脘痛如刺，在方中加入桃仁、当归以活络止痛。

第五种是胃络瘀血型。这一类型的患者常有胃脘刺痛，日久不愈；有吐血、黑便史；舌质暗红或紫暗，或有瘀斑、脉弦涩等。治疗时以活血化瘀为原则，可选用丹参饮合失笑散加减。

处方为枳壳20克，丹参、五灵脂、檀香各15克，党参、云茯苓各12克，炒蒲黄10克，砂仁、甘草各6克。如病程日久、气虚血瘀，在方中加入黄芪以益气和络；如阴虚络涩、血行不畅，在方中加入麦冬、玉竹以养阴活络；如血瘀气滞、疼痛较剧，在方中加入延胡索、郁金以行气止痛；如络损血溢、吐血、黑便，在方中减去破瘀活血之品，加入参三七、白及、仙鹤草以化瘀止血。

胃病需要"三分治七分养"，治疗是一个长期调理的过程。除服用上述药物治疗外，做好此病的护理和调养也非常重要。所谓病从口入，饮食入口，自然会影响到胃，所以慢性胃炎患者要做到饮食有节。

慢性胃炎患者平时要养成少食多餐的习惯，每次吃东西不可吃得过饱，而且也不要等饿了再吃东西或极渴时再饮水，尤其晚饭宜少吃；吃东西时要细嚼慢咽，充分地咀嚼，可以使唾液大量分泌，既有利于食物的消化吸收，又有防癌和抗衰老的效果；烹调方法也是很有讲究的：胃病患者宜选用蒸、煮、焖、炖、烩、氽等烹调方法，而不宜选用煎、炸、熏、烤等烹调方法，因为后者加工出的菜肴不易消化，而且身体很难吸收。

有胃病的人，胃的抵抗力会比较弱，所以要保证食物的清洁，防止食物被污染，并注意食用餐具的卫生；胃炎患者要吃新鲜的食物，比如新鲜的蔬菜和水果，禁食腐烂变质的食物。多吃清淡的素食，既有助于脾胃消化吸收，又利于胃病的恢复；另外，慢性胃炎患者忌饮烈性酒、浓茶、咖啡等刺激性强的饮料，不宜吃过甜、过咸、过浓、过冷、过热、过酸的食物和刺激性强的调味品，以免伤害胃黏膜。

总之，合理的饮食是治病的关键，离开饮食调理，单纯依靠药物治疗是不可取的。可以说，没有好的生活习惯，任何仙丹妙药也难以奏效。

从脾胃调治，告别肥胖

客观地说，肥胖与五脏都有一定的关系，但是从脾胃的角度来说，脾胃功能失调才是肥胖的根本原因。中医认为，主要因为过食肥甘厚味，先天禀赋遗传体质，久卧、坐而少动，脏腑功能失调，致使痰与湿蓄积体内。因此，我们在调养脾胃上做足功夫，便可以轻松完成一次减肥之旅了。

说到肥胖的话题，相信男女老少都会感兴趣，大家都想觅得一个保持苗条身材的妙方。不过，如果你不了解肥胖的真正原因就盲目减肥，再好的减肥方子也只能是刻舟求剑。很多人以为，肥胖是因为平时吃得太多、太好造成的，事实上，在我们周围，有一些人即使每天只喝白开水也一样会发胖。原因在哪里呢？就是脾胃功能失调。

现代人因为长期饮食不节（如饮食过度），致使能量摄入过多；或喜欢吃宵夜、经常饮酒、饮食结构异常等，导致脾胃运化功能失调，以致摄入的水谷精微不能转化成身体所需的能量，而是转化成痰湿，淤积在体内，久而久之，就会形成痰湿体质。

元代医学家朱丹溪曾说过："肥人多湿"、"肥人多痰"，充分说明肥胖多由痰湿作祟。一个人体内痰湿淤积，外在表现就是浑身赘肉，从而形成肥胖。因为脾位于中焦，所以很多人发胖都是从腹部先胖起来的。

这种情况在中年女性朋友中比较突出，但是现代男性朋友也有向此靠拢的趋势。

除了吃、喝等方面的生活习惯会导致脾虚之外，思虑太多也是脾虚的一个重要原因。《黄帝内经·举痛论》中说"思则气结"，意思就是一个人想得太多了，气结于中焦，运行不畅，就会导致气血生化不足。身体动力不足，脏腑就无法正常工作，新陈代谢速度就会减慢，肥胖也就是自然而然的事情了。

肥胖的人除了大腹便便外，还表现为平时行动迟缓，易气短乏力，肢体困重，浑身不舒服；嗜睡，疲倦，多食善饥；爱出汗，大便黏腻；有时头晕，胸腹胀满；有时心悸，胸闷，间歇性呼吸困难，无法平卧；女性月经失调，男性腰膝酸软；严重时还会出现一些并发症，比如糖尿病、高血压、高脂血症、动脉硬化、脂肪肝、痛风、胆石症等。观察这些人的舌头可发现舌体多胖大，舌上有齿痕，舌苔厚腻或白滑，脉濡滑。

那么，如何调理脾胃、告别肥胖呢？肥胖者往往痰多湿重，经络阻滞，原因就是气运行不畅，解决的重点就是利湿化痰、健脾和胃。为大家推荐一个方药——参苓白术散，该药健脾益气、利水渗湿的效果非常好。

参苓白术散的组成为：莲子肉、薏苡仁、砂仁、桔梗各 100 克，白扁豆 150 克，茯苓、人参、炒甘草、白术、山药各 200 克。制作时，先将这些药物共同研为细末，每次服用 6 克，用红枣汤送服。

方中的人参、白术、茯苓为君，具有益气健脾、渗湿的作用；配伍山药、莲子肉助君药，以健脾益气，兼能止泻；并用白扁豆、薏苡仁助白术、茯苓宣肺利气，通调水道，又能载药上行，培土生金；方中的炒甘草可健脾和中，调和诸药，共为佐使。所有药物搭配起来，能够补中益气，渗湿浊，行气滞，使脾气健运，湿邪得去，则肥胖症也随之消失。此方药性平和，还可以用于慢性胃肠炎、贫血、慢性支气管炎、慢性肾炎及妇女带下病等属脾虚湿盛者。

除了参苓白术散外，二陈丸也是祛除痰湿、调理脾胃、利水消脂的好帮手，很多医生称其为身体的"清道夫"、"去污剂"。如果你是个身体肥胖、腰围很粗的人，平时爱喝酒吃肉，可以肯定，你的舌苔经常是厚腻的，看上去不干净，而舌苔就是胃肠消化状态、身体是否清爽干净的最直接的标志。这个时候，如果你吃几天二陈丸，就会发现舌苔干净了不少，那些和舌苔同在的、你已经习以为常的脾胃功能失调的症状，比如嘴里有异味、身体发沉等，也会逐渐减轻。

二陈丸由陈皮、半夏各 250 克，茯苓 150 克，甘草 75 克，生姜 50 克组成。将前 4 味药粉碎成细粉、过筛、混匀，另外取生姜捣碎，适量加水，压榨取汁，将生姜汁与 4 味药的粉末混合制成丸剂，干燥即得此药。二陈丸首创于宋代，距今已有 800 多年的历史，祛湿排毒的效果特别好。肥胖者坚持服用，便可从根本上告别肥胖，重现健康的身材和美丽的外形。

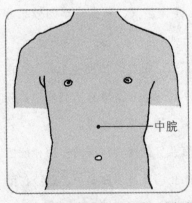
中脘

有些人不喜欢用药，那么可以尝试穴位按摩，虽然见效稍慢些，但也能达到减肥的功效，而且没有不良反应。肥胖者该按摩哪个穴位呢？在我们的身体里有一个非常神奇的中脘穴，不管你过胖还是过瘦，它都能帮你调理平衡。

中脘穴是任脉的穴位，同时也是胃的募穴，还是人体八会穴之一，所以它对六腑（胃、大肠、小肠、胆、三焦、膀胱）有良好的调理作

养好脾胃更健康

修复疾病根源的先天之本

用。中脘穴在本书也是被多次提及的穴位，它位于前正中线上，脐上 4
寸，就是上身前面正中的骨头最下缘和肚脐连线的中点。肥胖者掌摩或
者按压中脘穴，每天 20 分钟，即可增强脂肪的分解作用。如果对这个
穴位进行艾灸，每次进行 15 分钟左右，天天坚持，减肥效果也非常
显著。

在日常饮食中，我们还要多吃健脾养胃的食物，如薏苡仁、莲藕、
大枣以及各种豆类食物。当然，坚持体育锻炼也是一个不错的减肥法。
特别说明的是，重度肥胖且伴有一些并发症者，应该去医院，在医生的
指导下进行用药治疗。

改善脾胃功能，治疗小儿厌食

小儿厌食症是儿科多发疾病，多继发于他病损伤脾胃之后，也
可作为一种单独的疾病存在。临床上以较长时间进食减少、甚至恶
闻食臭为特征，除此之外，患儿饮食不知自节、家长过分溺爱等因
素也会导致孩子的脾胃受损，继而引发厌食。

经常有一些年轻父母向笔者询问小儿厌食症，他们一脸无助与焦
急，为孩子不肯吃饭而伤透脑筋。有一位妈妈几乎带着哭腔对笔者抱
怨："我小的时候是想吃没得吃，我儿子可好，有得吃却不吃。我们家

就这么一个孩子，却长得面黄肌瘦的，我看着怎么能不心疼呢？每天吃饭，我们就像老鹰捉小鸡似的，他跑我追，可是无论我怎样劝诱、威胁，甚至打骂都无济于事，他就是不吃！我不明白了，为什么生活水平提高了，孩子的胃口却下降了？"相信这也是很多父母的疑惑，面对一桌美味，孩子为什么想要逃避呢？其实，问题的关键就在于父母没有真正了解孩子厌食的原因。

中医认为，孩子是稚阴稚阳的体质，脾胃还没有长好，很虚弱，可很多父母为孩子提供的食物，不是油炸的，就是烧烤的，我们的脾胃都很难适应，更不用说幼小的孩子了。有的父母喜欢给孩子买零食，比如在进餐之前为孩子买薯片、虾条、糖果、冰淇淋等食物，孩子的肚子塞饱了，也尝到零食的"美味"了，肯定对正餐不再感兴趣，所以不乐意吃饭了。

一些父母对于孩子的营养问题很注意，却忽视了孩子的心理问题。他们发泄情绪（比如夫妻吵架等）也不避开孩子，而在饭桌上教育孩子更是家常便饭。殊不知，这种情绪上的伤害加重了孩子的胃肠负担，削弱了孩子的脾胃功能。另外，很多父母教子心切，在孩子还需要自由自在玩耍的年龄，便早早为他们报了各种兴趣班、特长班、辅导班，这些额外的伤脑筋的学习任务导致孩子的脾胃功能越来越差，厌食症自然而然就出现了。

所以，治疗孩子的厌食症，父母们先要排除一些影响孩子脾胃健康的外因。如果问题真不是由上述情况引起，再采取其他的治疗手段。

那么，中医都有哪些治疗小儿厌食症的方法呢？从生理特点来说，孩子厌食主要有以下几方面病因：如果仅有食欲不振的状况，其他症状不明显者，多为脾胃不和证；若伴有精神不振、面色萎黄、大便溏薄者，为脾胃气虚证；若有口干、舌红苔少、食少饮多、大便偏干等症

养好脾胃更健康

修复疾病根源的先天之本

状，为脾胃阴虚证。针对以上情况，在治疗上都以调理脾胃为总则，建议父母们为孩子熬煮山药鸡内金粥喝。

山药鸡内金粥该如何制作呢？取山药15克，鸡内金9克，粳米150克，白糖适量。将山药、内金研成细末；将锅置于火上，放入适量清水，再加入粳米、山药末、鸡内金末一起煮粥，熟后加适量白糖调味即可。

其中，山药是甘平之品，可健脾益气；鸡内金是鸡的胃囊，能健胃消食、开胃消滞。二者搭配粳米食用，不仅软烂甜香，还具有健脾和胃、消食导滞的作用。同时，山药和鸡内金性味平和，亦养亦消，对孩子的脾胃气虚证、脾胃不和证和脾胃阴虚证都有良好的调理作用。

父母们如果有闲暇时间，还可以为孩子做一款美味的糕点——扁豆枣肉糕。这个糕点特别适合那些脾胃气虚的孩子，症见食欲不振、面色萎黄、形体消瘦、好卧懒动、大便溏泻等。扁豆枣肉糕的制法如下：取白扁豆、薏米、山药、芡实、莲子各100克，大枣肉200克，将这些食材焙干，研为细末，在其中加入500克糯米粉，150克白糖，混匀后做蒸糕或做饼。这款扁豆枣肉糕营养丰富，味道也不错，可以让孩子当点心食用，每顿吃50克左右就可以。

如果孩子的厌食时间较长，应配合中药方剂进行治疗，重在调脾胃，多以健脾为主。比如面黄肌瘦、食欲不佳的孩子，可选用小儿胃宝；厌食伴有大便不成形、排便次数多的孩子，可选用脾可欣；厌食伴有便秘的孩子，可选用健脾化积口服液；脾气急躁、爱哭闹、夜寐不安的孩子，可选择小儿肠胃康；有的孩子除厌食外，常易患反复呼吸道感染，此时可选择童康片，既能增加食欲，又能预防反复呼吸道感染。

需要注意的是，中医讲求辨证施膳，认为每个人的体质和症状都不一样，治疗时应采用不同的方法。因此，以上疗法仅供父母们参考，如果应用，务必参考临床医生的意见。毕竟孩子脾胃虚弱，如果因为食物或药物不对症而伤及脾胃，就得不偿失了。

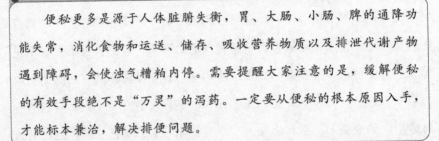

提升脾胃功能，解决便秘问题

便秘更多是源于人体脏腑失衡，胃、大肠、小肠、脾的通降功能失常，消化食物和运送、储存、吸收营养物质以及排泄代谢产物遇到障碍，会使浊气糟粕内停。需要提醒大家注意的是，缓解便秘的有效手段绝不是"万灵"的泻药。一定要从便秘的根本原因入手，才能标本兼治，解决排便问题。

"排便之难难于上青天，便秘之苦苦不堪言"，你是否有过那种"苦苦挣扎"最终还是败给便秘的经历？随着人们饮食结构的改变，食物愈发精细化，生活节奏加快，精神压力增大，而体育运动却明显减少，致使便秘的发病率呈现急剧上升的趋势。

说到便秘，相信大家都很清楚，便秘不像其他疾病那么难以发现。它的症状比较明显，有的是大便次数减少，间隔时间过长，由以前的规律排便变成了不规律；有的是自觉腹中胀鼓鼓的，可是只排出来一点点；有的是排便困难、大便燥结，如同羊粪，每次排便后肛门还会疼痛。很多人甚至能在腹部左下方摸到明显的便块。

有的人也会伴有腹痛、腹胀、食欲减退、嗳气反胃或者大便带血等症状。因为粪便在肠道内停留的时间过长，能够引起腹胀和下腹垂坠感。粪便在体内发酵，还会产生大量毒素，容易造成患者头痛、头晕、恶心、呕吐、口中发苦、疲劳不振等症状。秋季更是便秘的高发季节，因为秋季气候干燥，容易导致肺部阴虚干燥，而肺上虚火会影响肠道蠕动，加剧便秘症状。

如果排便习惯不好、长期便秘，糟粕在肠道内停留时间过长，人体36℃的高温环境使这些糟粕极易腐败发酵，然后分解产生毒素。这些毒素沉积在肠道内，并且随着营养物质被血液吸收，污染体内环境，毒素散布到皮肤表面，就会使皮肤晦暗无光，出现毛孔粗大、皮肤干燥、痤疮和色斑等症状。

而且，长期便秘、排便过于用力，会使肛管黏膜向外凸出，静脉回流不畅，久而久之就会形成痔疮。痔疮是人体直肠末端黏膜下和肛管皮肤下静脉丛发生扩张和屈曲所形成的柔软静脉团，又名痔、痔核、痔病、痔疾等。一般所指的痔疮多包括内痔、外痔、混合痔。痔疮的常见症状有便血、痔块脱垂、肛门疼痛、肛门周围出现瘙痒等。

很多朋友都认为便秘和痔疮是难言之隐，所以不欲对人言，患病之后，也只是自己想办法找各种偏方，不好意思去医院就诊。但是他们不知道，便秘和痔疮若不及时医治，很可能带来极其严重的后果。长期便秘就会形成痔疮，痔疮过久，导致粪便划破肛管，容易形成溃疡与创口，而肛裂就会接踵而至。

便秘对女性孕育后代也有很大影响。笔者不是危言耸听，因为长期便秘的朋友，肠道内会产生一种特殊的物质，这种不正常的物质成分能够干扰下丘脑到垂体再到卵巢这一系列的功能，妨碍女性排卵，从而降低生育几率。并且，便秘患者平时排便比较用力，直肠肌肉容易疲劳，肛门肌肉也过度收缩，使得盆腔底部充血，引起女性盆腔下坠、痛经、性欲减退、尿频尿急等，这样一来，性生活自然会受到很大影响。

说了这么多，便秘又是如何形成的呢？其实，便秘和痔疮更多是源于人体脏腑失衡，胃、大肠、小肠、脾的通降功能失常，消化食物和运送、储存、吸收营养物质以及排泄代谢产物遇到障碍，使浊气糟粕内停。举个例子，肠道就好像一条河流，粪便是河流里的小船，如果河流顺畅，则大便正常。由各种原因导致小船在河流里搁浅，最后表现就是便秘。其中，主运化的脾总是难辞其咎。小船在河流航行的动力源于气，脾胃为气血生化之源，当脾虚时，小船的动力来源就减少了，运行速度也就降低，甚至停止，出现便秘。

需要提醒大家注意的是，缓解便秘的有效手段绝不是"万灵"的泻药。可能你在最开始服用泻药时感觉很灵验，但不需多长时间，乱服泻药的恶果就开始显露出来了。首先是泻药强度不断升级，并且剂量在不断加大。再者，久用泻药使肠道愈发干燥，便秘症状逐渐加重，最终肠镜下显示为结肠黑变病；有些患者以清肠的方法口服硫酸镁或甘露醇，结果造成严重的离子紊乱；还有的患者多日未排便，自行服用峻下之药物，不仅无排便，而且出现剧烈呕吐、腹痛等症状，结果经检查诊断为急性肠梗阻，严重者必须开腹手术治疗。总之，再"神"的通便药也会有不灵的时候，一定要从便秘的根本原因入手，才能标本兼治，解决排便的问题。

这里，为大家推荐一个治疗便秘的特效穴位——手三里穴。唐朝药王孙思邈曾说过这样一句话："若要安，三里常不干。"意思是说，人体想永享安康，就要保持三里穴的润滑。三里穴包括足三里穴和现在我们提到的手三里穴，它们都是保健大穴。

对于手三里穴的好处，笔者深有体会。前阵子由于生活忙，笔者的大便很不正常，虽然每天定时排一些，但总是"意犹未尽"，便不干净。最开始由于忙，笔者没有把这当一回事儿，但到了第3天，笔者依旧有这种情况，便马上开始采取措施。笔者选择了按摩手三里穴，见效真的很快，刚揉没一会儿就有便意了。接下来，笔者又坚持按揉了2天，终于恢复了排便正常。举这个例子，是想让大家记得手三里穴的神奇功效之一——通便，而且效果好、无不良反应。当我们日后再遇到便秘问题时，完全不用泻药，直接按摩手三里穴就可以了。

手三里穴不难找，首先把手掌面向胸部，再弯曲手肘，手肘部就会出现很深的皱纹，从皱纹的前端往食指的方向距离大约3根手指的宽度，就是手三里穴的位置。还有一个办

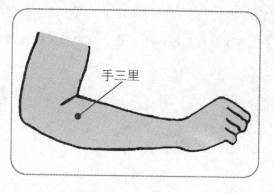

手三里

法，通过找曲池穴寻找手三里穴：曲肘成90°，肘窝横纹头外端就是曲池穴，曲池穴下2寸就是手三里穴。对于手三里穴，我们可以采用点按的方法进行按摩，点按结束后，再在局部做轻微的揉法，每次操作3～5分钟，每天2次。便秘症状严重的朋友，需长期坚持。

除了按摩，大家还要及时修正自己的膳食结构，平时多吃糙米、大麦、燕麦、薏苡仁之类的营养谷物，可酌情减少精白米饭。因为现在的白米都经过了精细加工，营养物质早在加工工艺中流失了大半。此外，红薯、土豆、芋头之类的茎块食物可以帮助润滑肠道，也是很好的通便食物。

便秘患者每天起码吃3份蔬菜、2种水果，这样能保证机体摄取足够的维生素、矿物质和膳食纤维。蔬菜含纤维较多（比如芹菜、竹笋

等），可刺激肠壁蠕动，加速排便；水果含有果胶，能起到软化粪便的功效，尤其以苹果和梅子的功效最佳；乳制品是天然的缓泻剂，我们可以在睡前饮用适量牛奶，不仅能帮助睡眠，还能加速睡眠中的肠胃蠕动；还可以多吃优酪乳、乳酪、优格等发酵乳制品来补充益生菌，调整肠胃机能。

　　除此之外，还要保证每天饮够8杯水。水可以稀释肠道内的食物，帮助肠道蠕动，促进便意。最好每天早上空腹喝1杯淡盐水，以滋润肠道。千万不要用咖啡、浓茶、可乐之类含咖啡因的饮料取代白水，因为这些饮料有利尿作用，还会抑制肠道的蠕动。